国家癌症中心肿瘤专家答疑丛书

结直肠癌

患者护理与家庭照顾

董碧莎◎丛书主编

郑朝旭◎主编

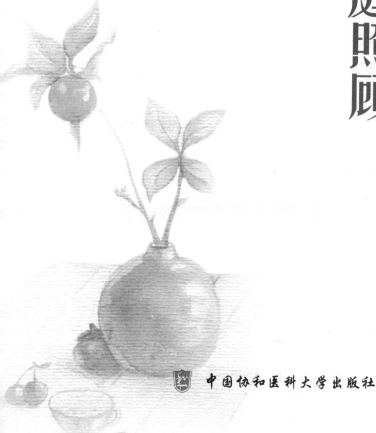

中国协和医科大学出版社

图书在版编目（CIP）数据

结直肠癌患者护理与家庭照顾/郑朝旭主编. 一北京：中国协和医科大学
出版社，2016.5

（国家癌症中心肿瘤专家答疑丛书）

ISBN 978-7-5679-0527-6

Ⅰ.①结…　　Ⅱ.①郑…　　Ⅲ.①结肠癌-护理②直肠癌-护理
Ⅳ.①R473.73

中国版本图书馆 CIP 数据核字（2016）第 060815 号

国家癌症中心肿瘤专家答疑丛书

结直肠癌患者护理与家庭照顾

主　　编：郑朝旭
责任编辑：高淑英

出版发行：**中国协和医科大学出版社**
　　　　　（北京市东城区东单三条 9 号　　邮编 100730　　电话 010-65260431）
网　　址：www.pumcp.com
经　　销：新华书店总店北京发行所
印　　刷：永清县晔盛亚胶印有限公司

开　　本：710×1000　1/16
印　　张：13.5
字　　数：130 千字
版　　次：2016 年 12 月第 1 版
印　　次：2021 年 6 月第 5 次印刷
定　　价：56.00 元

ISBN 978-7-5679-0527-6

国家癌症中心肿瘤专家答疑丛书

编 辑 委 员 会

顾　　　问：

陆士新　孙　燕　程书钧　詹启敏　赫　捷
林东昕　殷蔚伯　余子豪　唐平章　赵　平
王明荣　王绿化　程贵余　周纯武　乔友林
孙克林　吕　宁　李　槐　李长岭　齐　军
徐震纲　孙　莉　吴　宁　吴健雄　李晔雄
王贵齐

丛 书 主 编：

董碧莎

丛书副主编：

徐　波　王　艾　马建辉　王子平　于　雷

分 册 主 编（按姓氏笔画排序）：

于　媛　王仲照　王　凯　王晓雷　吕春梅
寿建忠　苏伟才　郑朝旭　聂红霞　黄进丰

策 划 编 辑：

张　平

国家癌症中心肿瘤专家答疑丛书

结直肠癌患者护理与家庭照顾

主　编：郑朝旭

副主编：聂红霞

编　者（按姓氏笔画排序）：

于　恬	于晓敏	王　宇	王春萌
云　红	牛丽霞	石其军	乔涌起
任夏洋	刘金英	邢淑君	闫加庆
闫红霞	李国辉	张彦新	杨　梅
杨玉萍	杨芳宇	和　芳	金　燕
邹小农	周海燕	郑　薇	郑朝旭
相　前	胡文娟	徐　泉	聂红霞
贾　贝	曹少木	董碧莎	褚亚丽
谭　微			

前　言

由于癌症已经成为我国常见病、慢性病，有关癌症的预防、治疗和康复等问题涉及越来越多的人群，人们希望得到相关的专业知识，以降低癌症对健康的威胁，减轻癌症对患者身体的损害，尤其是患者及其亲属更希望能够提高治疗效果，使患者早日康复。对于治疗中、治疗后的患者，在与癌症长期的斗争中如何给予他们更多地帮助，是在战胜癌症过程中贯穿始终的重要问题。长期持续的护理、细心科学的照顾，对提高癌症患者的治疗效果、尽早康复或带瘤生活都发挥着积极有效的作用。为此，我们编写了这套丛书，希望能够帮助患者及亲属掌握一些专业知识和技能，为患者在日常工作、居家生活时进行科学有效的服务。

《国家癌症中心肿瘤专家答疑丛书》（以下简称"丛书"），是专门应对癌症治疗和侧重于癌症护理的科普读物。由中国协和医科大学出版社于2014年出版的《国家癌症中心肿瘤专家答疑丛书》——《应对×癌专家谈》，共18个分册，主要侧重于癌症的临床治疗、康复和预防。继而国家癌症中心再次组织肿瘤专家编写了新的分册——《×癌患者护理与家庭照顾》，包括鼻咽癌、喉癌、甲状腺癌、肺癌、食管癌、乳腺癌、胃癌、结直肠癌、膀胱癌和宫颈癌，共10个分册，主要侧重于癌症患者的护理、照顾与膳食。《×癌患者护理与家庭照顾》比较系统地介绍了癌症检查、治疗、康复过程中的护理知识，以及家庭亲友如何对癌症患者更加专业的照顾，是对《应对×癌专家谈》的补充和完善。《应对×癌专家谈》侧重于医疗方面，《×癌患者护理与家庭照顾》侧重于护理方面。

新编分册包括肺癌等十种疾病，每种疾病内容独立成册。编者根据临床工作中患者、患者亲属常常提出的问题，设置了治疗与护理篇、营养与饮食篇、用药篇、心理帮助篇、功能康复篇、日常生活与复查篇等六个部分。丛书以问答形式与读者交流，读者通过目录查找到问题后，就可在书中找到答案。由于对患者护理、照顾的基本原理的一致性和方式上有许多相通，所以不同单册书中的内容也有相同部分，但对于不同癌症的不同治疗护理、照顾都在每一册书中进行了详尽介绍。合理的营养与膳食对增强患者机体的抵抗能力、完成治疗方案、提高治疗效果发挥着重要的作用。根据读者的需求，丛书中的营养部分为患者提供了一些常用的食谱，供患者参考选择。癌症，无论对患者本人还是对于患者家庭都是信心和意志的一个考验，因此，在治疗康复过程中，不可忽视的重要内容是将不断坚定战胜癌症的信心、增强与疾病斗争的意志，作为一项治疗内容同步进行。丛书中的"心理帮助篇"，希望为患者提供一些心理疏导，对患者改善心理状态有所帮助，真诚地希望患者能够尝试书中介绍的方法，积极应对疾病。

　　丛书的编者是国家癌症中心长期从事一线工作的医生、护士和药学、营养及其他专业的医务工作者，他们将专业知识与实践中积累的经验相结合，秉承科学、严谨、专业特点突出的原则，对丛书的内容、文字反复提炼、细心修改，力求实用、通俗易懂，能够给予读者最实际的指导和帮助。在丛书的编写过程中，编写者都是在繁忙的工作之余，抽出休息时间进行创作，尤其编者中许多是从事护理工作的骨干，她们在每天 24 小时倒班的空隙中挤出时间按时完成书稿的编写，充分表达了她们对患者的真挚爱心。刘金英老师承担了"营养与饮食篇"的编写，精益求精反复修改；李国辉主任组织编写了"用药篇"，编者们用十个月的时间便完成了全部书稿的编写，通过此书将医疗护理工作从医院延伸到了社会、家庭。在此，对他们辛勤的付出表示诚挚的感谢。非常感谢首都医科大学的杨芳宇教授，应邀编写了"心理帮助篇"，运用心理学原理给予患者提供帮助。还要特别感谢孙桂兰、岳鹤群、田守光三位老师，他们的抗癌经验、与病魔斗争的精神，为我们树立了榜样。在丛书编写过程中，策划编辑张平主任，建立微信群、收发书稿，全方位联系参编部门及人员，并参与了公共部分内容的修改，在每一个环节上都付出了艰辛劳动，对她为本套丛书出版做出的贡献致以衷心的感谢。丛书顺利与读者见面，还要感谢中国协和医科大学出版社吴桂梅主任带领的编辑团队，是她们的工作将丛书尽快送到了读者的手中。

　　作为科普读物，丛书在内容的收集、语言的使用等方面还存在着许多不足，敬请读者多提宝贵意见。

　　最后，为了更加美好的明天，我们将永不言弃。

董碧莎

2016 年 10 月 15 日

目　录

一、治疗与护理篇　　　　　　　　　　　　　　　　　　　　　1

（一）外科治疗护理　　　　　　　　　　　　　　　　　　　　2

　　1. 结直肠癌的术后治疗有哪些？　　　　　　　　　　　　　2

　　2. 手术后伤口如何观察和护理？　　　　　　　　　　　　　2

　　3. 手术后洗澡可以用沐浴露或香皂吗？　　　　　　　　　　2

　　4. 伤口有渗液怎么办？　　　　　　　　　　　　　　　　　3

　　5. 为什么伤口周围有麻木感？　　　　　　　　　　　　　　3

　　6. 为什么伤口周围会瘙痒？　　　　　　　　　　　　　　　3

　　7. 伤口红肿怎么办？　　　　　　　　　　　　　　　　　　4

　　8. 伤口化脓怎么办？　　　　　　　　　　　　　　　　　　4

　　9. 伤口长得慢怎么办？　　　　　　　　　　　　　　　　　4

　　10. 肛门伤口一般多长时间能愈合？　　　　　　　　　　　　5

　　11. 肛门伤口已愈合能下蹲吗？　　　　　　　　　　　　　　5

　　12. 肛门有伤口怎么坐浴？　　　　　　　　　　　　　　　　5

　　13. 怎样向医生描述疼痛？　　　　　　　　　　　　　　　　5

　　14. 使用拉皮器固定的手术伤口，回家后应该如何护理？　　　6

　　15. 手术后一般多长时间拆线？　　　　　　　　　　　　　　7

　　16. 手术后腹带应该使用多久？　　　　　　　　　　　　　　7

　　17. 下床时需要注意什么？　　　　　　　　　　　　　　　　7

　　18. 手术后什么时间开始下床活动？　　　　　　　　　　　　8

　　19. 为什么要活动下肢？　　　　　　　　　　　　　　　　　8

　　20. 在床上如何锻炼下肢？　　　　　　　　　　　　　　　　9

　　21. 如何活动下肢？　　　　　　　　　　　　　　　　　　　9

　　22. 什么是下肢静脉血栓？　　　　　　　　　　　　　　　　9

　　23. 下肢深静脉血栓对患者的危害有哪些？　　　　　　　　　10

　　24. 为预防血栓的发生，可以采取哪些措施？　　　　　　　　10

　　25. 抗血栓弹力袜的原理是什么？　　　　　　　　　　　　　10

　　26. 出院后还需要继续穿弹力袜吗？　　　　　　　　　　　　11

27. 弹力袜如何保养?   11

28. 手术后睡眠质量明显变差应该如何应对?   12

29. 手术后腹部皮肤没有感觉了,是怎么回事,能恢复吗?   13

30. 出院后患者可以与家人、孩子亲密接触吗?   13

31. 出院后患者需要注意什么?   13

32. 手术后多久可以上班?   14

33. 出院之后可以和原来一样正常工作吗?   14

34. 手术后患者能做些什么运动?   14

35. 出院之后,还有必要吸氧吗?   14

36. 出院后,发生便秘应该怎么办?   15

37. 直肠癌手术后,每天大便几次是正常的?   15

38. 手术之后大便不成形正常吗?   15

39. 手术后出现饭后肚子胀怎么办?   15

40. 引流管什么时候才能拔除?   16

41. 如何在家护理引流管?   16

42. 手术回家后发热正常吗?   16

43. 如何做物理降温?   17

44. 为什么发热时要保持口腔卫生?   17

45. 发热时为什么要多喝水?   18

46. 发热到什么程度需要用退热药?   18

47. 中医治疗主要有什么帮助?   19

48. 如何预防癌症复发?   19

49. 做了造口之后对患者的生活有什么影响?   20

50. 患者有肠造口,在洗澡时应该注意什么?   21

51. 使用什么样的造口产品更好?   21

52. 带着造口袋还可以去游泳吗?   21

53. 出院后,造口患者需要佩戴造口腰带吗?   22

54. 造口底盘使用时应注意哪些?   22

55. 造口袋使用中注意什么?   23

56. 防漏膏和防漏条有什么区别?怎样使用?   23

57. 造口护肤粉是使用越多越好吗?   26

58. 造口附件产品中的皮肤保护膜应该怎样使用？ 27

59. 造口附件产品的使用顺序是什么？ 27

60. 对造口腰带过敏，怎么办？ 27

61. 造口患者什么时候需要扩肛？应如何操作？ 28

62. 更换造口底盘时需要晾晒皮肤吗？ 28

63. 造口底盘溶解后需要修剪吗？ 28

64. 造口周围皮肤应怎样清洗？ 29

65. 造口术后2个月可以做哪些锻炼？ 29

66. 造口底盘多长时间更换最好？ 30

67. 造口底盘粘胶会不会引起皮肤过敏？ 30

68. 造口周围皮肤发痒、发红怎样处理？ 30

69. 造口周围的小红肉是什么？为什么出血？ 31

70. 造口黏膜出血怎么处理？ 31

71. 造口周围出现刺激性皮炎该如何处理？ 32

72. 造口周围皮肤不平怎么办？ 32

73. 造口回缩怎么处理？ 33

74. 造口周围皮肤红疹怎么办？ 33

75. 造口底盘为什么贴不住？ 34

76. 为什么造口底盘不易揭除？ 34

77. 造口袋经常充气怎么处理？ 34

78. 造口袋能反复用吗？ 34

79. 好的造口袋，是不是能戴的时间长？ 35

80. 如何更准确的裁剪造口底盘？ 35

81. 对于不规则的造口，应该如何裁剪底盘？ 36

82. 为什么在夏天造口底盘容易贴不牢固，增加更换次数？ 36

83. 如何预防造口疝的发生？ 37

84. 造口周围皮肤上出现皮肤破损怎么处理？ 37

85. 造口周围皮肤发炎了，能用酒精消毒再涂抹红霉素软膏吗？ 37

86. 造口附件产品的使用顺序是什么？ 38

87. 造口周围有瘢痕，底盘贴不住怎么办？ 38

88. 造口周围出现皮肤并发症除了配合使用护肤粉、防漏膏、

保护膜，还应该注意什么？ 38

89. 女性造口患者还能生育吗？ 38

（二）放射治疗及护理 39

90. 什么是放射治疗？ 39

91. 直肠癌术后是否需要放疗？ 39

92. 患者放疗时有什么感觉？ 40

93. 放疗对造口有影响吗？ 40

94. 放疗画线不清楚怎么办？ 41

95. 放疗时，为什么要保护照射部位的皮肤？ 41

96. 放疗会对放射部位的皮肤造成什么损伤？ 41

97. 如何预防放疗过程中的皮肤损伤？ 42

98. 发生放射性皮肤损伤时如何护理？ 42

99. 放射区域的皮肤有炎症了，还可以进行放疗吗？ 43

100. 为什么在放疗时会感觉到疲劳？ 43

101. 放疗期间为什么要预防感冒？ 43

102. 放疗期间可以做些什么运动？ 44

103. 放疗期间为什么要多饮水？ 44

104. 放疗期间有规律的睡眠对患者有哪些帮助？ 44

105. 放疗期间出现腹泻怎么办？ 44

106. 放疗期间出现排尿疼痛怎么办？ 45

107. 放疗期间应该如何进行营养调节？ 45

108. 放疗后身上会带有放射线影响孩子和家人吗？ 46

（三）化学治疗及护理 46

109. 什么是化疗？ 46

110. 化疗应该如何选择医院？ 47

111. 直肠癌手术后是否需要化疗？ 47

112. 什么是新辅助化疗？ 48

113. 什么是化疗周期？ 48

114. 什么是化疗间歇期？ 49

115. 化疗后会出现哪些不良反应？ 49

116. 化疗时，没有食欲、恶心怎么办？ 50

117. 化疗时，为什么需要适当保暖？ 51

118. 为什么在化疗时会感觉到疲劳？ 51

119. 为什么要按时化疗？ 52

120. 化疗期间为什么要多补水？ 52

121. 化疗期间为什么要预防感冒？ 53

122. 化疗期间可以做些什么运动？ 53

123. 化疗期间可以配合吃中药吗？ 53

124. 化疗药物对口腔的影响是什么？ 54

125. 化疗后大便干燥怎么办？ 54

126. 化疗出院后出现静脉炎应该怎样护理？ 55

127. 出现白细胞减低后应该注意什么？ 56

128. 在家里出现血小板降低时怎么办？ 57

129. 如何减轻口腔溃疡引起的疼痛？ 57

130. 化疗药物对皮肤有哪些影响？ 58

131. 化疗后局部血管及皮肤出现疼痛怎么办？ 58

132. 什么药物出现局部血管及皮肤疼痛不能用冷或凉处理？ 58

133. 使用升血药物会出现哪些反应？ 58

134. 化疗周期中的休息期应该注意什么？ 59

135. 化疗期间可以上班吗？ 59

136. 化疗时出现化疗药物外渗了怎么办？ 60

137. 化疗后练习气功可以吗？ 60

138. 注射升白细胞药物后，为什么会出现关节和脊柱的疼痛？ 61

139. 怎样减轻升白针剂引起的疼痛？ 61

140. 打升白细胞的针后出现发热是怎么回事？应该如何做？ 61

141. 当白细胞低下时，发生发热怎么办？ 62

142. 化疗间歇抽血检查肝肾功能，需要注意什么？ 62

143. 化疗间歇期患者发生恶心呕吐怎么办？ 63

144. 发生呕吐后应该注意什么？ 64

145. 化疗后为什么会出现皮肤干燥的现象？应该如何护理？ 64

146. 化疗后为什么会出现皮肤色素沉着？能恢复吗？ 65

147. 化疗药物外渗后皮肤会留下瘢痕吗？ 65

148. 化疗后患者总觉得身体没有力气，为什么？应该怎么办？ 66

149. 接受化疗头发是要脱发吗？ 67

150. 化疗脱发怎么办？ 67

151. 患者应该如何护理头皮？ 68

152. 如果头皮瘙痒怎么办？ 68

153. 化疗后为什么会出现排便困难、便秘？ 69

154. 化疗后为什么会觉得指端麻木？该如何护理？ 69

155. 化疗间歇期睡觉时多梦、难以入睡、易醒、失眠等
怎么办？ 70

156. 化疗间歇期的患者应该如何安排日常活动？ 71

157. 化疗期间患者需要控制体重的增长吗？应该如何控制？ 72

158. 为什么有些人的体重在化疗过程中增长较快？ 72

159. 为什么有些人体重在治疗过程中出现迅速减轻？ 73

二、营养与饮食篇 75

160. 结肠肿瘤手术后饮食应该怎么吃？ 76

161. 肠造口术后不能吃什么？ 76

162. 回肠造口术后吃饭时注意什么？ 76

163. 造口术后可以吃哪些食物？ 77

164. 少渣食物有哪些？ 77

165. 肠道手术后可以喝酸奶吗？ 78

166. 腹部放疗导致放射性肠炎饮食如何调理？ 78

167. 胃肠道患者出院之后可以吃哪些主食？ 79

168. 胃肠手术后为什么不宜吃烧烤等食物？ 79

169. 胃肠术后如何饮食有益患者的康复？ 79

170. 确诊肿瘤后该如何营养？ 81

171. 如何知道自己的营养状况？怎么办？ 81

172. 手术前体重下降怎么办？ 82

173. 新辅助化疗在手术前如何补充营养？ 82

174. 什么时候开始加餐？ 82

175. 睡眠不好的癌症患者其饮食如何调理？ 83

176. 含铁高的食物有哪些? 83

177. 含维生素 B_{12} 的食物有哪些? 83

178. 治疗中只能吃流食, 怎么补充营养? 83

179. 空肠造口患者的如何选择食物? 84

180. 肿瘤患者要忌口吗? 84

181. 放化疗导致的恶心呕吐应吃什么? 85

182. 食欲不佳、厌食怎么办? 85

183. 手术后进行放化疗需要及时调理营养吗? 86

184. 放化疗出现腹泻饮食如何调理? 86

185. 缓解便秘多选用哪些食物? 87

186. 治疗期间白蛋白降低如何纠正? 87

187. 白细胞和血小板低应该吃什么? 88

188. 患者吃肉类少, 如何补充蛋白质? 88

189. 汤的营养价值高吗? 89

190. 牛奶促进肿瘤生长吗? 89

191. 牛羊鸡肉鸡蛋是发物吗? 90

192. 营养支持 (加强营养) 会促进肿瘤生长吗? 90

193. 进入身体的营养被正常细胞吸收多还是被肿瘤细胞 吸收多? 90

194. 化疗期间可以配合吃保健品吗? 91

195. 每天补充一粒鱼油可以吗? 92

196. 冬虫夏草、灵芝孢子粉能吃吗? 92

197. 肿瘤患者有没有必要每天吃海参? 92

198. 放化疗期间能吃生蒜吗? 93

199. 加工的熟肉制品能吃吗? 93

200. 泡菜、酸菜能吃吗? 93

201. 蔬菜水果每天吃多少? 93

202. 如何补充蔬菜水果摄入不足? 94

203. 水果和蔬菜能否互相替代? 94

204. 蔬菜生吃好还是熟吃好? 94

205. 治疗期间为增加食欲可否吃辣椒? 95

206. 出院后饮食注意什么? ... 95

207. 康复期肿瘤患者如何食疗? ... 96

208. 康复期可以饮酒吗? ... 96

209. 为减少副作用,如何协调饮食与化疗的时间? ... 96

210. 吞咽困难选择什么食物好? ... 97

211. 食欲不好怎么办? ... 97

212. 味觉改变如何调理? ... 97

213. 口干如何营养调理? ... 98

214. 腹痛腹胀的饮食措施有哪些? ... 98

215. 产生腹胀后怎么办? ... 99

216. 便秘如何营养调理? ... 99

217. 营养好不好如何判断? ... 99

218. 手术后准备化疗或放疗的患者何时加强营养? ... 100

219. 流食、半流食都包括哪些? ... 101

220. 对化疗药物引起的不良反应的饮食及对策? ... 101

221. 化疗患者需注意补充哪些维生素和矿物质? ... 102

222. 化疗后口腔有异味怎么办? ... 102

223. 化疗期间的饮食如何调理? ... 103

224. 某些化疗药物会引起尿酸升高,如何调理饮食? ... 104

附:结直肠癌患者推荐食谱 ... 105

三、用药篇 ... 117

225. 肿瘤患者同时吃多种药,需要注意什么? ... 118

226. 中药能治疗肿瘤吗? ... 118

227. 患者在化疗期间可以吃中药吗? ... 118

228. 治疗肿瘤服用汤药好还是中成药好? ... 119

229. 什么是靶向药物? ... 119

230. 靶向药物主要有哪些副作用? ... 120

231. 靶向药物在结直肠癌治疗中的作用? ... 120

232. 贝伐珠单抗的不良反应有哪些? ... 120

233. 使用贝伐珠单抗有哪些注意事项? ... 121

234. 西妥昔单抗的不良反应有哪些？ 121

235. 使用西妥昔单抗有哪些注意事项？ 121

236. 卡培他滨有哪些常见的不良反应？ 122

237. 卡培他滨与哪些药物可能存在相互作用？ 122

238. 使用伊立替康有哪些注意事项？ 123

239. 口服升白药效果不明显，还需要继续服用吗？ 123

240. 平时口服的药物，手术前如何调整？ 124

241. 化疗间歇期没有吃完的药，做化疗时还可以继续服用吗？ 124

242. 食疗（饮食调整）能代替升血药物吗？ 125

243. 化疗全部结束后，还用继续服用生血药物吗？ 125

244. 结直肠癌手术出院后，还需要继续服用药物吗？ 126

245. 国产化疗药、进口化疗药该如何选择，差别有多大？ 126

246. 总是忘记吃药，怎么办？ 127

247. 如何避免买到假药劣药？ 127

248. 出现哪些问题需要停药？ 128

249. 服药时，用什么水最好？ 128

250. 用药期间为什么不能喝酒？ 129

251. 吃药时用哪种姿势最好？ 129

252. 胶囊为什么不能掰开服用？ 130

253. 漏服药物了怎么办？ 130

254. 哪些药物应该早晨吃？ 131

255. 哪些药物应该在餐前服用？ 131

256. 哪些药物应该在睡前吃？ 132

257. 为什么有处方药和非处方药之分？ 132

258. 为什么一定要看药品的禁忌？ 133

259. 为什么有些药物需要特殊的保存？ 133

260. 为什么要尽量减少用药量和药物种类？ 134

261. 为什么"小广告"上的药物不可信？ 134

262. 为什么一定要按医嘱服用药物？ 134

263. 止痛药是否会"上瘾"？ 135

264. 止痛药是否会影响记忆力？ 136

265. 止痛药有哪些副作用？   136

266. 除了用药还可以采取哪些办法帮助缓解疼痛？   137

267. 怎么使用芬太尼透皮贴剂？   137

268. 使用阿片类药物为什么会发生恶心呕吐？怎么办？   138

269. 使用阿片类药物为什么会发生便秘？应该怎么办？   139

四、心理帮助篇   141

270. 怎样正确面对得了恶性肿瘤的事实？   142

271. 一般肿瘤患者会出现哪些心理特征？   142

272. 患者应如何进行自我心理调节？   143

273. 患者自我心理调节有哪些方法？   144

274. 患者睡不着觉怎么办？   147

275. 如何排解"我没有做过任何坏事，为什么让我得癌症"？   148

276. 如何缓解"我经常觉得愤怒"情绪？   149

277. 患者对手术紧张、焦虑、害怕怎么办？   150

278. 如何排解后悔自己以前的生活方式，长期处于懊恼
自责中？   150

279. 患者应该如何正确看待治疗中损失了组织器官？   151

280. 患者如何能尽快回归家庭、回归社会？   152

281. 患者如何克服对死亡的恐惧？   153

282. 确诊肿瘤，是否应该告知患者？   154

283. 如何告知"坏消息"？   155

284. 如何给予晚期肿瘤患者情绪上的帮助？   155

285. 如何帮助想寻求解脱的患者？   156

五、功能康复篇   159

286. 携带尿管回家后，应该怎么护理？   160

287. 携带尿管期间，常见的异常情况有哪些？应该如何处理？   161

288. 造口患者手术后能不能同房？   162

289. 手术后多久可以有性生活？   162

290. 手术后性功能会受损吗？如果会受损还可以恢复吗？   163

291. 携带 PICC（经外周静脉置入的中心静脉导管）侧肢体是

动的越少越好吗？活动应注意哪些？ 163

292. PICC 导管会断吗？如果在家断了怎么办？ 163

293. PICC 导管的日常如何维护？ 164

294. 发现导管外露的长度比原来短了，要紧吗？应如何防止
导管移动？ 164

295. PICC 导管脱出怎么办？ 165

296. 可以用置入 PICC 侧手臂测血压吗？ 166

297. 携带 PICC 导管影响做 CT 及磁共振检查吗？ 166

298. 患者出现置管侧上臂肿痛是什么原因？ 166

299. 患者出现置管侧手臂肿胀，没有疼痛感，是什么原因？ 167

300. PICC 穿刺点有出血怎么办？ 167

301. PICC 贴膜处皮肤特别痒，还有红疹，是怎么回事？ 168

302. 患者发热，体温 38.5 摄氏度，是不是发生了感染？ 169

303. 拔除 PICC 后，患者需要注意什么？ 169

304. 什么是 CVC（中心静脉导管）？ 170

305. CVC 多长时间换一次药？ 170

306. 携带锁穿管回家的注意事项有哪些？ 170

六、日常生活与复查篇 173

307. 结直肠手术后多长时间开始复查？ 174

308. 结直肠癌手术后复查的时候都需要做哪些检查？ 174

309. 结直肠癌手术后多久就可以不用再复查了？ 175

310. 复查时间可以适当提前或者后延吗？不到复查时间出现
不适症状怎么办？ 175

311. 结直肠癌手术后会复发吗？ 176

312. 复查多长时间没有复发就说明痊愈了？ 176

313. 手术后做了化疗/放疗，复查时间要改变吗？ 176

314. 可以选择医院复查吗？ 177

315. 患者没有完成化疗周期，应该什么时候复查？ 178

316. 手术后复发时会有什么症状？ 178

317. 患者排便位置改变后很不习惯，怎样适应？ 178

318. 患者难以接受腹壁造口排便，该如何调试？ 179

319. 有造口后穿戴应注意什么？ 179

320. 有造口疝后形体不美观，如何应对？ 179

321. 患者对造口产生厌恶感怎么办？ 180

322. 担心造口袋气味、造口袋膨胀被他人发现嫌弃怎么办？ 181

323. 夏天衣服薄，外出活动受限怎么应对？ 181

324. 无独立卫生间使用时，造口会遭受他人异样眼光，心理
如何承受？ 181

325. 购物试衣服不方便，担心粪便会把衣服弄脏怎么办？ 182

326. 患者和家属认为有肠造口无法再去工作，怎样走出阴影？ 182

327. 有肠造口后担心家人、朋友、同事嫌弃如何应对？ 182

328. 有了肠造口后总是感觉有臭味，是不是产生了幻觉？ 183

329. 造口术后总是感觉没有自尊，和别人不一样了，如何度过
这个阶段？ 183

附录：肿瘤患者谈抗癌 184

生命——在挫折和磨难中崛起 184

坚持康复"五诀" 乐观拼搏抗癌 190

保持一个好心态 196

一、治疗与护理篇

◎ 外科治疗护理

◎ 放射治疗及护理

◎ 化学治疗及护理

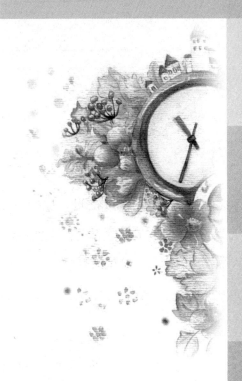

（一）外科治疗护理

1. 结直肠癌的术后治疗有哪些？

结直肠癌的治疗与其他肿瘤一样，手术后有放射治疗、化学治疗等治疗方法，近年来兴起的生物治疗（免疫治疗、基因治疗等）可能在未来会发挥越来越大的作用，但目前疗效尚待进一步的研究证实。中医中药也可发挥一定的辅助治疗作用。

2. 手术后伤口如何观察和护理？

患者拆线出院后，因为伤口仍比较脆弱，还需要继续敷料覆盖、腹带打紧，直至手术切口完全愈合。如果患者出现发热、伤口渗血或伤口剧烈疼痛，需及时去附近医院就诊。

3. 手术后洗澡可以用沐浴露或香皂吗？

首先要看伤口愈合状况，一般愈合良好，无红肿、疼痛、化脓等，拆线后 7～14 天就可以洗澡了。洗澡时需注意水温适宜，可以用沐浴露和香皂，但不要用力揉搓伤口，伤口局部也不应浸泡时间过长，毕竟局部刚愈合，伤口皮肤较薄弱，长时间浸水容易引发感染，一般主张采用淋浴的方式，避免盆浴。其次，要看患者身体恢复情况，体质弱的患者洗澡时需有人陪伴，且时间不宜过长。

4. 伤口有渗液怎么办?

伤口缝合完成后，在愈合过程中可能会有少量渗液，这是正常的。但当伤口存在脂肪液化或感染时，渗液的量会明显增加，甚至伴有局部伤口的红、肿、热、痛。因此，如果伤口渗液很少，可局部消毒，更换表面的敷料。但如果渗液量大，且伴有红、肿、热、痛的情况，应及时联系医生，进行伤口的处理。

5. 为什么伤口周围有麻木感?

手术后伤口周围麻木、感觉异常是常见的现象，因为皮肤的切口，肯定会导致控制皮肤感觉的皮神经损伤，这种情况会存在一段时间，过后会逐渐减轻或消失。

6. 为什么伤口周围会瘙痒?

手术切口的恢复期，切口周围会出现痒或蚂蚁在爬的感觉，这是因为组织在增生，也就是所说的"长肉"现象。这个时候的伤口不要接触水，不能用手抓挠，可以避免感染。

3

7. 伤口红肿怎么办？

伤口的红肿，一部分是因为对缝线的组织排异反应引起的，另一部分是由于局部存在感染。无论是哪种情况，都有必要请做手术的外科医生看一下伤口的情况，决定是否需要进行处理。

8. 伤口化脓怎么办？

首先不要惊慌，要尽快就医。对于一些症状较轻的化脓伤口，可使用生理盐水冲洗伤口、清除影响伤口愈合的脓液，清理后使用碘伏进行消毒，同时可根据医生的指导，口服一些抗感染的药物。

9. 伤口长得慢怎么办？

外科手术后伤口愈合不佳是常见的现象，与很多因素有关，例如肥胖、高龄、营养不良、缝合技术欠佳、局部感染、糖尿病等。通常的处理原则是进行伤口换药，这需要由专业的外科医生来进行处理，原则是尽量保持伤口清洁，引流通畅。同时要注意控制血糖、加强营养，如果局部伴有感染，还需要进行抗感染治疗。

总之，伤口愈合不佳在外科术后的并发症中属于比较轻微的，但其处理需要一定的时间和耐心。

10. 肛门伤口一般多长时间能愈合？

需要 1 个月的恢复时间。糖尿病患者肛门伤口愈合时间会延长。

11. 肛门伤口已愈合能下蹲吗？

肛门伤口愈合后可以慢慢练习下蹲动作，从浅蹲开始，每天上下午各练习 1 次，每次 3~5 分钟，慢慢过渡到深蹲。以身体无不适为佳。

12. 肛门有伤口怎么坐浴？

坐浴前准备好坐浴架、坐浴盆、40~45℃热水、毛巾、夜用卫生巾等物品；将坐浴盆放置在坐浴架下面，臀部坐在坐浴架上，让热水的蒸气熏 5 分钟，之后水温在 37~39℃时，将坐浴盆放在坐浴架上，臀部坐在坐浴盆里，让热水浸泡 10 分钟。起来前用水洗净伤口和臀部，擦干，内裤上垫好卫生巾穿上，完成坐浴。注意水温不要太热，避免烫伤。坐浴盆用前要清洁，可用热水烫一下。

13. 怎样向医生描述疼痛？

疼痛是一种令人不快的主观感受，患者只有正确地将这种不适感受描述出来，才能最大化地得到医生的帮助。可以从以下几个方面向医生描述疼痛：

（1）疼痛的部位：哪里疼痛？哪里疼痛最明显？是否伴随有其他部位的疼痛？疼痛的部位是否会发生变化？

（2）疼痛的性质：是持续疼痛还是间歇疼痛？是钝痛还是锐痛？什么时候最痛？哪些因素可以使疼痛缓解或加剧？

（3）疼痛的程度：轻度疼痛，还可以忍受，不影响正常生活；中度疼痛，不能忍受，需要服用止痛药物，睡眠也受到干扰；重度疼痛，疼痛剧烈，不能忍受，睡眠严重受到干扰。

14. 使用拉皮器固定的手术伤口，回家后应该如何护理？

部分患者出院的时候还没有到拆除拉皮器的时间，因此会带着拉皮器回家。回家后，应尽量保持伤口清洁干燥，减少出汗。

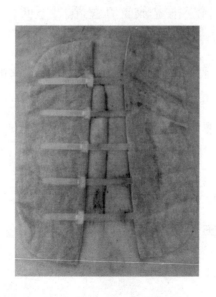

等到术后第 10 天（通常腹部伤口愈合时间为 10 天），可自行去除伤口表面的敷料，然后按与伤口平行的方向将拉皮器的胶粘带揭起即可。拆除拉皮器 3 天之后就可以进行淋浴了，但要避免用力搓揉伤口。

15. 手术后一般多长时间拆线？

腹部切口一般 6~7 天愈合，正常情况下，术后 7~10 天拆线。对于年老、贫血、低蛋白血症及合并糖尿病的患者，手术切口愈合时间会长一些，医生将根据患者情况适当延长拆线时间。术后要注意伤口的卫生清洁。

16. 手术后腹带应该使用多久？

术后 7 天手术切口拆线愈合后因为伤口仍比较脆弱，还需要继续覆盖敷料、腹带打紧，直至手术切口完全愈合。这大概需要 15 天的时间。

17. 下床时需要注意什么？

手术后患者卧床时间较长，下床时需避免体位改变过快过猛，以防头晕、跌倒，也就是医护人员所说的术后下床需要注意预防直立性（体位性）低血压。

18. 手术后什么时间开始下床活动?

在病情稳定的情况下,患者需尽早下床活动,以减少并发症发生,如肺不张、坠积性肺炎、深静脉血栓等,同时能促进肠蠕动,减少术后腹胀。下床活动,要根据自己体质、病情而定,活动需循序渐进。一般来说,在病情平稳的情况下,术后第 2~3 日晨起即可按"下床三步曲"完成下床或在床旁站立移步。活动过程中需注意各引流管路妥善保护,避免牵拉,出现头晕、气促、心动过速、心悸和大汗等症状时,应立即停止活动。术后第 3~4 日起,可在他人扶持下围绕病床行走 3~5 分钟,活动范围应以床旁 1~2 步为宜,以后可根据患者情况逐渐增加活动量。需要特别注意的是,活动过程中如果患者感觉眩晕,应让其平卧,待症状缓解后,间隔几个小时再下床。下床活动以患者不感到疲倦为宜,切忌疲劳作战。

19. 为什么要活动下肢?

手术后活动下肢的主要目的是为了防止下肢静脉血栓的形成。手术易损伤血管壁,促进血小板凝聚功能增强,纤维蛋白溶解能力下降,加之恶性肿瘤本身就释放促凝物质,提高血液凝血因子活性,导致患者血液黏稠。此外,患者经过长时间的手术,且术后卧床或者半坐卧位时间较长,使下肢肌肉长期处于松弛状态,因重力因素影响,使下肢血液回流受阻,导致血流缓慢。这些因素均可诱发下肢深静脉血栓。而早期活动可促进患者血液循环，防止下肢静脉血栓形成，避免因肢体肌肉不活动而导致肌肉萎缩。因此，患者术后要尽早地、适度地活动下肢。

20. 在床上如何锻炼下肢？

手术结束患者清醒后，即可在床上开始下肢活动，最初可从脚踝部向左、向右旋转开始，膝关节也可以弯曲、伸直交替的形式活动。床上下肢活动的方法多种多样，术后第 1 日起，患者可根据自身情况循序渐进地进行。

21. 如何活动下肢？

手术后第 2 天可在协助下床边扶坐，无不适可扶床站立，室内缓步行走。活动时要掌握循序渐进、劳逸结合的原则，逐渐增加活动范围和活动量，避免没有准备而突然站立。感觉头晕、心慌、出汗、极度倦怠时应及时休息，不可勉强活动。

22. 什么是下肢静脉血栓？

下肢静脉血栓是常见的周围血管疾病，下肢静脉血栓导致的静脉瓣膜功能不全及并发的肺栓塞是病人劳动力及生命安全的一大危险。下肢静脉血栓形成的危险因素是血流滞缓、静脉壁的损伤和血液高凝状态。下肢静脉血栓还可以向心性延伸至下腔静脉，从而威胁生命。

23. 下肢深静脉血栓对患者的危害有哪些？

下肢深静脉血栓形成后，绝大多数病人没有临床表现，但3~5年后会逐渐出现肢体肿胀，疼痛、静脉曲张等症状，严重时会导致皮肤溃疡，甚至坏疽。大多数肺栓塞的起因是下肢深静脉血栓形成。肺栓塞是导致外科手术患者死亡的最主要的原因之一。

24. 为预防血栓的发生，可以采取哪些措施？

目前预防下肢静脉血栓的方法包括机械性预防和药物预防。机械性预防包括按摩下肢、穿弹力袜、使用间歇性压力泵等，主要通过促进下肢血液循环预防下肢静脉血栓；药物预防是指通过应用一些抗凝药物预防下肢静脉血栓。医护人员会根据患者发生下肢静脉血栓的可能性来决定采取哪些方法。

25. 抗血栓弹力袜的原理是什么？

抗血栓梯度压力带（抗血栓弹力袜）按照梯度递减原理设计，可实现从踝部开始向上到腹股沟递减的压力梯度效果，其作用如下：

（1）可降低静脉的扩张，继而减少血管内膜破损，减少静脉血栓形成。

（2）可明显加快浅、深静脉血流，速度达到138%，可直接减少血液淤滞、静脉扩张及血栓形成。

（3）可增强瓣膜功能，从而减少血液淤滞，减少血栓形成。所以抗血栓梯度压力带能够减少下肢静脉血栓及肺栓塞的发生率，从而减少手术的死亡率，是一种安全、简便、无副作用的预防血栓形成的措施，与间歇压力泵联合使用效果更加。

26. 出院后还需要继续穿弹力袜吗？

需要。对于手术的患者，一般需要穿到术后 3 个月，以达到预防血栓的良好效果。如果术后患者还需要放化疗的话，建议在此期间全程穿弹力袜。对于肢体瘫痪，肢体制动，长期卧床的患者应长期穿弹力袜。如果护士给患者发了腿长型和膝长型两双弹力袜，那么，当患者每日下床活动时间大于 4 小时，可由原来腿长型换成膝长型弹力袜。

27. 弹力袜如何保养？

弹力袜在预防静脉血栓方面有非常重要的作用，因此，患者回家后应该注意保养，具体保养方法如下。

（1）每天洗澡时脱去压力袜观察皮肤情况。

（2）停止使用不应超过 30 分钟。

（3）每 2~3 天用 40~60℃水手洗，阴干。

（4）室温晾干或中低温度烘干机烘干。

（5）不要使用羊毛脂软膏涂抹皮肤。

（6）正确的维护，压力袜可使用 2~3 个月（洗 20 次左右）。

（7）注意在穿脱弹力袜时，不要让首饰或指甲刮伤弹力袜。

28. 手术后睡眠质量明显变差应该如何应对？

手术创伤、伤口疼痛、生活状态的改变以及心理压力等都会影响睡眠质量。患者术后回家后，需要放松心情，建立规律的生活习惯，如晨起不赖床、午睡时间不宜过长或过晚，定时上床睡觉，必要时可遵医嘱服用镇静催眠类药物；日间适量活动；睡前不饮用茶水或咖啡等，不宜情绪剧烈起伏或剧烈运动等；逐步建立规律的生活习惯，睡眠质量会逐步恢复。

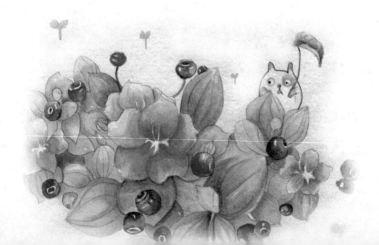

29. 手术后腹部皮肤没有感觉了，是怎么回事，能恢复吗？

手术后肚子上的皮肤没有感觉是因为手术切口切断了皮肤上的神经，但经过一定时间是可以恢复的。神经功能的恢复需要较长的时间，不需要特殊处理。

30. 出院后患者可以与家人、孩子亲密接触吗？

肿瘤不是传染性疾病，如果没有其他传染性疾病的话，患者出院后可以随时与家人和孩子亲密接触。

31. 出院后患者需要注意什么？

出院后需要注意以下几点：

（1）饮食：手术后，消化道发生重建，在饮食方面需要特别注意，按照医嘱的饮食方法逐步从流食-半流-软食过渡到普通饮食，在食物的量和品种上，根据每个人的情况有所不同。

（2）要按照医嘱定期复查。如有需要，根据不同病理分型和结果进行放化疗。

（3）生活上要劳逸结合，保持良好的心情和身体状态，以增强抵抗力。

32. 手术后多久可以上班？

手术后，一般可以完全休息 3 个月，但这不是固定不变的，还要根据工作情况和性质而定。基本原则是：术后伤口恢复良好，体力也基本恢复正常，能够胜任工作后就可以恢复正常工作。

33. 出院之后可以和原来一样正常工作吗？

患者出院后是否可以和原来一样工作取决于术后身体状况和工作性质，基本上感觉不要过于劳累就可以。

34. 手术后患者能做些什么运动？

进行适当的体育锻炼，可改善生活质量及机体免疫功能。身体活动和锻炼应根据个人能力和喜好而定。推荐运动如散步、太极拳运动等，散步应选择空气清新的地方，并以饭后、睡前的时间为宜，时间、距离以舒适为宜。太极拳有舒筋活血的作用，是非常有益于肿瘤患者康复的运动。应避免剧烈运动。

35. 出院之后，还有必要吸氧吗？

患者出院后不必吸氧，但如果患者感觉憋气、乏力、气短等情况时可适量吸氧如症状持续不缓解，应到医院就诊。

36. 出院后，发生便秘应该怎么办？

结直肠癌患者出院后发生便秘时，可以尝试以下方法：①可以多喝水，多吃蔬菜和水果，适量运动；②要养成定时排便的良好排便习惯，特别是饭后排便；③必要时可以根据医嘱服用缓泻药。直肠癌患者禁止使用开塞露、肥皂水灌肠治疗。

37. 直肠癌手术后，每天大便几次是正常的？

直肠癌手术后大便每日 3~5 次都是正常的。

38. 手术之后大便不成形正常吗？

是正常的，由于应激反应，会造成大便不成形。要养成良好的排便习惯，即每天定时排便，不要待大便过于干硬。大便干硬会使排便不畅而肠内积存过多毒素，同时也会影响到术后伤口的恢复。

39. 手术后出现饭后肚子胀怎么办？

建议合理膳食，少食多餐，少食油腻食物和动物内脏，这些食物难以消化吸收。戒烟酒。严重时遵医嘱服用药物治疗。

40. 引流管什么时候才能拔除？

结直肠癌术后患者身上的管子拔除时间因人而异。放置腹腔引流管主要的目的为引出腹腔内血液以及观察腹腔内是否有出血及吻合口瘘的情况。一般腹腔引流液低于 10ml 左右是可以拔除的，在拔管前可以行腹部 B 超检查是否为腹腔积液，如果没有腹腔积液，且腹腔引流量少的话，是可以拔除的。

41. 如何在家护理引流管？

部分患者因为手术范围、个人体质原因导致带引流管时间较长。在没有其他并发症的情况下，已达到出院指征时，医生会让患者先行出院，回家后逐步恢复。

结直肠癌术后患者携带引流管回到家里后，家属要协助"看好"这些管子，避免活动时打折或牵拉脱出。引流袋的放置位置要低于引流口。每 24 小时观察记录引流量及颜色。如引流量突然增多、颜色改变、体温升高或引流管周围皮肤红肿、疼痛、有波动感时及时返院就诊。

42. 手术回家后发热正常吗？

恶性肿瘤、感染及手术并发症等都会引起患者发热，发热体温高于 38.5℃可以用退热药，38.5℃以下可以用物理降温退热，如冰袋冷敷、温水擦浴等。如果患者急性高热体温超过 38.5℃ 或持续低热时间较长都应去医院就诊。

43. 如何做物理降温？

局部降温最常使用冰袋，使用冰袋时要先检查冰袋有无破损，检查患者用冷部位皮肤有无破损，避免患者皮肤和冰袋直接接触，冰袋可用小毛巾包裹，或者隔有衣物；冰袋应放置在前额、头顶部和体表大血管血流流经处（颈部两侧、腋窝、腹股沟、腘窝等处）；禁止放置在心前区、枕后、足底、腹部等处；用冷时间最长时间不超过 30 分钟，随时观察局部皮肤情况，确保患者局部皮肤无发紫、麻木及冻伤，如有异常立即停止用冷。在用冷 30 分钟后测量体温并记录。

全身降温常用温水擦浴和酒精擦浴，温水擦浴方法：盆中盛 32~34℃ 温水，毛巾浸在水中拧至半干擦拭患者双上肢、腰背部、双下肢，擦至腋窝、肘窝、手心、腹股沟、腘窝处稍用力并延长停留时间，以促进散热；环境安静整洁舒适、室温适宜、关闭门窗。酒精是一种挥发性液体，刺激皮肤血管扩张，擦浴时在皮肤上迅速蒸发带走机体大量热能，散热效果强，操作方法同温水擦浴法，酒精浓度 25%~35%，对酒精过敏和有出血倾向的高热患者禁用。

44. 为什么发热时要保持口腔卫生？

口腔的温湿度和食物残渣非常适宜微生物的生长繁殖，致使口腔内存有大量致病和非致病菌，当机体处于健康状态时，机体抵抗力强，唾液中的溶菌酶具有杀菌的能力，再加上喝水、进食、漱口、刷牙等活动可达到减少和清除致病菌的作用，一般不会引起口腔疾患；当机体出现异常，如发热时机体水分大量蒸发，患者唾液大量减少，口腔黏膜干燥，这种口腔环境十分利于病菌迅速繁殖，极易引起口腔炎、黏膜溃疡等口腔疾患，所以患者发热时还应特别注意口腔的卫生情况。

45. 发热时为什么要多喝水？

因为一是要补充身体丢失的水分，防止患者虚脱；二是多喝水有利于通过代谢帮助散热。人体体温升高时心率和呼吸都会有不同程度的增快，人体细胞代谢也会增快，各种代谢都需要水的参与，所以身体此时对水的需要量会增加，消耗也就会增多；高热时人体为维持相对正常的温度，就要进行自身的调节，其中很重要的一点是通过皮肤蒸发散热，高热的患者常伴有不同程度的出汗，也增加了水分的丧失，呼吸加快也会挥发一定的水分，所以患者发热时应该多喝水。

46. 发热到什么程度需要用退热药？

当人体体温超过 38.5℃ 时需要使用退热药。在使用药物的过程中，使用物理降温，能达到快速降温、缓解症状的目的。

47. 中医治疗主要有什么帮助？

（1）中医治疗具有较强的整体观念：肿瘤虽然是生长在身体的某一局部，但实际上是一种全身性疾病。对多数的肿瘤病人来说，局部治疗是不能解决根治问题的，而中医由于从整体观念出发，实施辨证论治，既考虑了局部的治疗，又采取扶正培本的方法，对于改善患者的局部症状和全身状况都具有重要的作用。

（2）可以弥补手术治疗、放射治疗、化学治疗的不足：手术固然能切除癌肿，但还有残癌、或区域淋巴结转移、或血管中癌栓存在等，运用中医中药术后长期治疗，可以防止复发和转移；放化疗治疗对消化道和造血系统有很大的副作用，运用中医中药治疗既能减轻放化疗的副作用，又能加强放化疗的效果，对于晚期癌症患者或不能手术和放化疗的可以采用中医中药治疗。

（3）不影响劳动力：癌症患者在局部状况好转的同时，全身状况也得到改善，甚至能胜任日常的工作。

（4）副作用小：没有骨髓抑制方面的副作用，对消化道也不会有严重的影响。

48. 如何预防癌症复发？

（1）养成良好的生活习惯，戒烟限酒。吸烟，世界卫生组织预言，如果人们都不再吸烟，5 年之后，世界上的癌症将减少1/3；其次，不酗酒。烟和酒是极酸的酸性物质，长期吸烟喝酒的人，极易导致酸性体质。

（2）不要过多地吃咸而辣的食物，不吃过热、过冷、过期及变质的食物；年老体弱或有某种疾病遗传基因者酌情吃一些防癌食品和含碱量高的碱性食品，保持良好的精神状态。

（3）有良好的心态应对压力，劳逸结合，不要过度疲劳。压力是重要的癌症诱因，中医认为压力导致过劳体虚从而引起免疫功能下降、内分泌失调，体内代谢紊乱，导致体内酸性物质的沉积；压力也可导致精神紧张引起气滞血瘀、毒火内陷等。

（4）加强体育锻炼，增强体质，多在阳光下运动，多出汗可将体内酸性物质随汗液排出体外，避免形成酸性体质。

（5）生活要规律，生活习惯不规律的人，如彻夜唱卡拉OK、打麻将、夜不归宿等，都会加重体质酸化，容易患癌症。应当养成良好的生活习惯，从而保持弱碱性体质，使各种癌症疾病远离自己。

（6）不要食用被污染的食物，如被污染的水，农作物，家禽鱼蛋，发霉的食品等，要吃一些绿色有机食品，要防止病从口入。

49. 做了造口之后对患者的生活有什么影响？

造口初期会有很多地方感觉不适应。洗澡时，可用造口袋覆盖造口，用防水胶布贴在造口底盘的四周。也可以摘除造口袋，以淋浴方式来清洗身体及造口。不要用力擦洗造口或碰撞造口，可使用中性肥皂。造口术后半年即可恢复工作，避免重体力活动和撞击类运动如打篮球和踢足球。可参加正常社交活动。

50. 患者有肠造口，在洗澡时应该注意什么？

造口是肠道黏膜突出在腹壁上，很多患者担心洗澡会影响肠造口。肠造口本身不是伤口，它的功能就是替代肛门排便。当手术后腹部伤口愈合拆线或拆钉后，就可以洗澡了。可以配戴造口袋洗澡；也可以取下造口袋洗澡，将造口彻底清洗干净，然后更换新的造口袋，不用担心水会流进造口，因为肠道具有排泄功能，水会排出来的。所以淋浴是最合适的选择，但长时间洗澡会影响造口袋底盘的黏性。由于肠造口黏膜没有感觉，在洗澡过程中一定要注意水的温度，以免烫伤肠造口。

51. 使用什么样的造口产品更好？

造口袋用品分为一件式造口袋和二件式造口袋；开口型造口袋和闭合型造口袋。只要粘贴效果好，不漏便都可使用。每一种造口袋在设计上都有人性化和方便的地方，建议多尝试不同品牌、不同款式的造口用品，根据自身使用的体会和经济承受能力去选择。

52. 带着造口袋还可以去游泳吗？

可以去游泳，游泳时应换上干净的造口袋，使用腰带保护造口袋防止脱落。也可以在造口处使用造口栓，游泳衣以连身泳衣为宜。

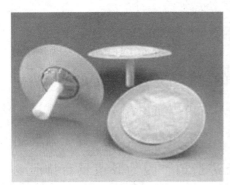 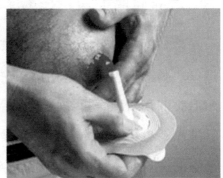

造口栓

53. 出院后，造口患者需要佩戴造口腰带吗？

造口腰带是固定造口底盘的，尤其是使用凸面底盘必须使用腰带固定。如果不是使用的特殊底盘，可以不使用造口腰带，活动、外出时可以佩戴，增强安全感。

54. 造口底盘使用时应注意哪些？

造口底盘是贴在皮肤上起保护作用的。首先，使用时裁剪要合适，不能过大也不能过小，过大露出皮肤易受大便的腐蚀，过小会压迫造口黏膜引起坏死。底盘剪裁大小比造口大 1~2 毫米就可以；用示指指肚将剪裁好的底盘边缘剪出的毛刺抚平，以免刺激造口黏膜增生；其次，粘贴时对准造口由下缘向上粘贴在造口周围皮肤上，周围按压紧密；最后，揭除时，要一手按住皮肤一手由上向下轻轻揭除底盘，避免暴力揭除而损伤皮肤。

55. 造口袋使用中注意什么？

造口袋用来收集排泄物的，有多种样式和功能。最基本的类型使用过程中要注意安装造口底盘上是否牢固，锁扣是否锁紧；开口袋下方的开口是否夹闭；另外造口袋的容量有限，三分之一满的时候就要倒掉排泄物，否则会坠落。

56. 防漏膏和防漏条有什么区别？怎样使用？

防漏膏和防漏条是同一种材料，防漏膏做成膏状，用于填平较浅的皮肤凹陷。使用时挤出少许如黄豆粒大小，放在不平的皮肤上，用湿的棉签抹平，之后粘贴造口袋，防止排泄物渗漏；用

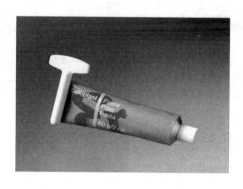

防漏膏

后拧紧瓶盖以免干涸。防漏条做成条状，柔软有韧性如橡皮泥一样，用于填平较深的凹陷。随用随取，避免浪费。

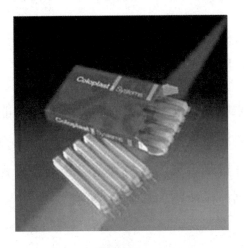

防漏条

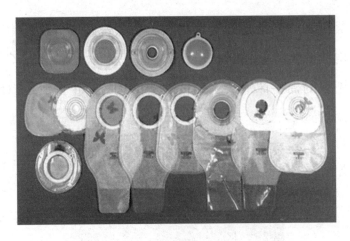

造口腰带

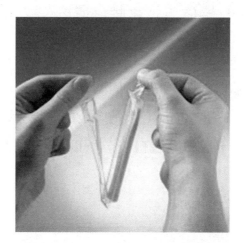

防漏条

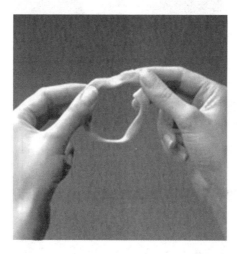

防漏条

57. 造口护肤粉是使用越多越好吗？

造口护肤粉有良好的吸收性，能够促进皮肤功能的恢复，用于出现皮肤问题的早期，如造口周围皮肤红、痒等。使用前应确保皮肤干爽，粘贴造口袋前必须把多余的粉掸去，在涂抹区使用皮肤保护膜，待干后粘贴造口袋。所以护肤粉适量即可，以免浪费。

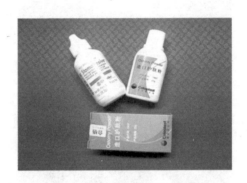

护肤粉

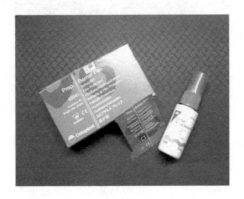

皮肤保护膜

58. 造口附件产品中的皮肤保护膜应该怎样使用？

皮肤保护膜分为含酒精和不含酒精两种类型，有片状、棉棒状和液体状。液体状可直接喷洒于皮肤上；片状和棉棒状可涂抹在皮肤上；喷涂之后会迅速形成一层保护膜，保护皮肤，隔离粘胶、便液的刺激。使用时皮肤需清洁，擦干，皮肤皱褶处应撑开充分接触；喷涂后要待干，之后再粘贴造口底盘。如大便失禁、伤口渗液过多时，洗净擦干局部皮肤，喷涂保护膜，避免浸渍皮肤。可以配合护肤粉使用。注意：不可直接用在破损的皮肤上；保存时远离火源；避免剧烈碰撞。

59. 造口附件产品的使用顺序是什么？

没有绝对的使用顺序，应根据造口的情况来判断。如果需要时，一般来讲，先清洁皮肤、擦干、喷洒护肤粉、用棉签涂抹均匀，停留1~2分钟后将多余粉掸掉，之后涂抹皮肤保护膜、待干；之后观察造口周围，如果皮肤有不平处就用湿的棉签将防漏膏涂在不平的地方。此时就可粘贴造口底盘了。

60. 对造口腰带过敏，怎么办？

不是所有底盘都要佩戴造口腰带，只有使用凸面底盘时才必须佩戴。如果使用时皮肤不舒服可以缝制棉布套包腰带上，这样

27

皮肤会感觉舒适很多。

61. 造口患者什么时候需要扩肛？应如何操作？

造口一般不需要扩肛，要定期复查。如果需要扩肛时造口治疗师或医生会告知您。

造口狭窄时需要造口扩肛。具体方法：扩肛时戴上手套，在食指上涂石蜡油，或香油、食用油均可，食指缓慢插入造口至第2~3指关节处，停留5分钟，如果示指太粗就换成小指，以造口不出血为好。开始每日1~2次，7~10天后可隔日1次，半年后每周扩肛1次。

62. 更换造口底盘时需要晾晒皮肤吗？

更换造口底盘时不需要晾晒皮肤。底盘下的皮肤已经适应湿度和温度了，揭除底盘后可能会有一些轻微发红、发痒，过一会儿就恢复了。换上新的底盘后皮肤就好了。因此，不需要长时间晾晒皮肤。

63. 造口底盘溶解后需要修剪吗？

造口底盘溶解后不需要修剪。但要观察溶解的程度，如果溶解程度超过75%的粘贴面积就应更换造口底盘，否则皮肤就容易受损，底盘也会脱落。另外底盘溶解的粘胶，用纸巾可以擦掉，不需要刻意修剪。

64. 造口周围皮肤应怎样清洗?

造口周围皮肤非常娇嫩，不能使用各种有机溶液去擦拭，如碘酒、酒精等消毒液。这些有机溶液会使皮肤变薄、脆弱、敏感，易于受损。造口周围皮肤只用清水清洗就够了。

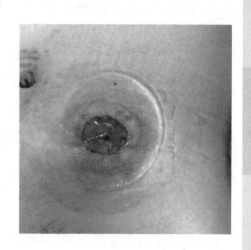

肠造口

在清洗造口周围皮肤时，使用水温 35～37℃ 的清水，专用小毛巾浸湿后稍拧干，可以使用中性肥皂，由外向内擦洗，最后还要把造口黏膜洗净。注意不要用力搓，清洁干净即可。擦干皮肤后粘贴新的造口底盘、造口袋。

65. 造口术后 2 个月可以做哪些锻炼?

造口手术后的锻炼是一个循序渐进的过程，患者应根据自己的体力逐渐增加运动量，但要注意禁忌做增加腹压的活动或运动，如高尔夫球、网球、羽毛球、足球、篮球等需要用力过猛的运动不要做，也不适宜拿超过 10 千克的重物，咳嗽的时候用力压住造口部位，以减轻腹压，人多的运动也不宜参与，避免互相碰撞导致造口受伤。可采取慢跑、快走、踢毽、爬山、太极等舒缓的运动方式来锻炼身体。

66. 造口底盘多长时间更换最好?

造口底盘的更换时间要根据自身的排便性状来决定。一般情况下,排稀便的时候 2 天或 3 天更换一次;大便成形的情况下,夏天皮肤出汗多时 5 天更换一次,冬天皮肤出汗少时可以 7 天更换一次。更换底盘时,应观察造口周围皮肤变化和底盘胶的吸收情况以调整更换时间。

67. 造口底盘粘胶会不会引起皮肤过敏?

造口底盘的粘胶含有一种果胶和羧甲基纤维素组成,它是非致敏性的。保护造口周围皮肤,有亲水性,可吸收肠液,使皮肤免受肠液的浸渍。有黏性,可粘贴在皮肤上,起保护作用。

68. 造口周围皮肤发痒、发红怎样处理?

首先用清水彻底清洁造口周围皮肤,擦干,查看发红发痒的情况,判断原因。之后喷涂皮肤保护粉,稍待片刻,将多余粉掸掉,涂抹皮肤保护膜,待干,粘贴造口底盘。同时要缩短造口底盘更换的时间。最后揭除底盘时要小心缓慢,保护好造口周围皮肤,避免再次损伤。

69. 造口周围的小红肉是什么？为什么出血？

造口周围的小红肉是增生的肉芽组织，触之易出血，常由两个原因引起：①造口底盘剪裁过小，经常有摩擦肠黏膜的现象；②长期有漏便现象导致造口周围皮肤长期被大便浸渍，反复发炎而导致肉芽增生。

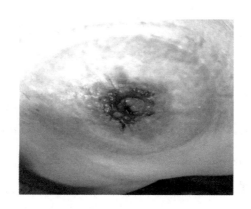

70. 造口黏膜出血怎么处理？

造口黏膜出血一般与以下几方面有关：①造口有过外伤，如摩擦、碰撞、清洗次数过多、清洗时用力过大或是使用的清洗布太过粗糙等原因造成肠黏膜损伤；②放疗或化疗损伤肠黏膜。发生了造口黏膜出血应该先找医生，检查凝血功能是否有问题，再去找造口治疗师，分析出血原因，根据不同情况给予相应的护理指导。

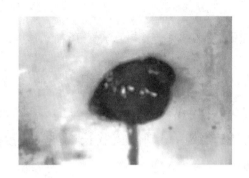

71. 造口周围出现刺激性皮炎该如何处理？

刺激性皮炎又称粪水性皮炎，由于粪便经常刺激而引起造口周围皮肤的糜烂。形成的原因：①造口底盘剪裁形状或大小不合适；②造口周围皮肤不平整；③排泄物腐蚀性强。建议：①分析原因，对症处理，皮肤情况较轻时，彻底清洁皮肤，擦干后喷涂少量造口护肤粉，涂抹皮肤保护膜粘贴造口袋；②到造口门诊咨询。

72. 造口周围皮肤不平怎么办？

造口周围皮肤不平整往往会出现大便漏出的现象。每个人的造口外观都不一样，不平整的部位也不一样，建议患者去看造口门诊，让专业的造口治疗师帮助分析原因，解决问题。

73. 造口回缩怎么处理？

　　造口回缩是造口术后的并发症，常会引起造口周围皮肤不平整，往往会出现大便漏出的现象。建议患者去看造口门诊，让专业的造口治疗师帮助分析原因，解决问题。

74. 造口周围皮肤红疹怎么办？

　　造口周围皮肤发生红疹通常有三种情况：①湿疹；②过敏；③真菌感染。发生红疹后最好去综合医院的皮肤科就诊，检查是哪种情况，医生会根据不同情况使用针对性的药物进行治疗。

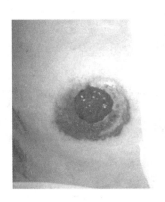

造口皮肤红疹

75. 造口底盘为什么贴不住？

造口底盘贴不住的原因往往是因为造口周围皮肤不平整，建议咨询专业的造口治疗师来帮助查找原因，根据每个人的具体情况，选择适合的造口底盘，还要同时使用防漏膏或防漏条来解决漏便的问题。

76. 为什么造口底盘不易揭除？

造口底盘不易揭除与底盘的粘胶性质有关系，建议造口底盘不要使用太过便宜的，底盘不易揭除时不要用力强行揭除，可以用湿布将底盘浸湿再揭除，以免损伤皮肤。

77. 造口袋经常充气怎么处理？

造口袋充气是正常的肠道排气的现象，建议使用带过滤片的造口袋，过滤片有排气除味的功效，这样造口袋就不会胀鼓了。

78. 造口袋能反复用吗？

造口袋一般是一次性使用，造口袋的佩戴时间是根据排便性状决定的，通常稀便的时候2~3天更换一次，若大便成形的话，可以5~7天更换一次。二件式的开口袋洗干净可以再用。清洗时使用凉水，可以用洗洁精清洗，冲干净后用衣物柔软剂泡一下，挂在阴凉处晾干，备用。不能盲目追求节省，保护皮肤最重要。

79. 好的造口袋，是不是能戴的时间长？

评价造口袋好与不好主要是看自身的使用感受，不是根据价格来衡量的。造口袋的佩戴时间是根据排便性状决定的，与造口袋的价格无关。

80. 如何更准确的裁剪造口底盘？

裁剪底盘一定要按照造口的形状和大小准确裁剪，过大过小都会损伤造口。裁剪前先测量造口，上下径、左右径，在底盘背衬上标好后，用笔将 4 点连线即成造口的大小。每次将背衬留下作为下次裁剪的标识。

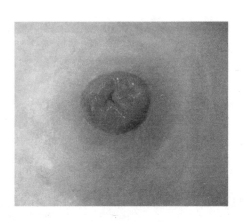

81. 对于不规则的造口，应该如何裁剪底盘？

大多数造口都是不规则的，各有特点，一般来讲有圆形和椭圆形，如果形状过于特殊，找一张透明的塑料纸，贴在造口上，用笔按照造口的形状画出，裁剪好之后，放在造口背衬上画好线，再裁剪底盘就合适了。

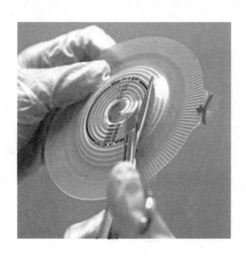

剪裁底盘

82. 为什么在夏天造口底盘容易贴不牢固，增加更换次数？

造口底盘的更换时间要根据自身的排便性状来决定。夏天皮肤出汗多时 5 天更换一次，冬天皮肤出汗少时可以 7 天更换一次。更换底盘时，应观察造口周围皮肤变化和底盘粘胶的吸收情况以调整更换时间。

83. 如何预防造口疝的发生?

造口疝是较常见的并发症,它的发生与腹压增加有关。预防造口疝,生活中要注意避免增加腹压,例如:咳嗽的时候用手按压着造口,以减轻腹压;不提超过 10 千克的重物;控制体重,手术后不要让体重增长过多;不做仰卧起坐等锻炼腹肌的运动;不做用力过猛的运动等。

84. 造口周围皮肤上出现皮肤破损怎么处理?

造口周围皮肤如果出现其他破损时,建议及时咨询造口治疗师,查找原因,帮助解决问题。另外,在使用带锁扣的造口袋、造口腰带时,注意锁扣、腰带压迫的皮肤变化,经常变换体位即可。

85. 造口周围皮肤发炎了,能用酒精消毒再涂抹红霉素软膏吗?

治疗造口周围皮肤发炎最主要的是找出发炎的原因,不要自己涂抹药膏,这样即使发炎的皮肤好转了,但由于致使皮肤发炎的因素没有去除,过几天皮肤还是会发炎的。

86. 造口附件产品的使用顺序是什么？

没有绝对的使用顺序，根据造口的情况来判断。一般来讲，先清洁皮肤→擦干→喷洒护肤粉→用棉签涂抹均匀→停留 1~2 分钟后将多余粉掸掉→涂抹皮肤保护膜→待干；这时看造口周围皮肤是否有不平处，如果有就用湿的棉签将防漏膏涂在不平的地方。此时就可粘贴造口底盘了。

87. 造口周围有瘢痕，底盘贴不住怎么办？

造口周围皮肤上有瘢痕时，根据底盘渗漏的情况，先使用防漏膏或防漏条填平瘢痕处再粘贴底盘。如果瘢痕特殊请及时到门诊咨询造口治疗师。

88. 造口周围出现皮肤并发症除了配合使用护肤粉、防漏膏、保护膜，还应该注意什么？

根据肠造口皮肤并发症的具体情况分析，选择使用造口附件产品，这样避免浪费。如果出现了皮肤并发症就应及时到造口门诊咨询造口治疗师，以免造成更大的损伤。

89. 女性造口患者还能生育吗？

育龄期的造口患者可以正常生育，最好在怀孕前咨询手术医生和造口治疗师，评估身体和造口的情况，并与妇科专家共同监护造口患者的妊娠期，平安渡过。

（二）放射治疗及护理

---

90. 什么是放射治疗？

调查表明，约有 70% 的肿瘤患者在其整个治疗过程中需要接受放疗。放射治疗简称"放疗"，俗称"烤电"。是指应用不同能量的放射线照射肿瘤，借助放射线的穿透能力，破坏肿瘤细胞的内部成分，从而达到抑制或杀灭肿瘤细胞的作用。由于足够的放射治疗剂量仅针对被照射部位起作用，所以放疗是和外科手术相同的"局部治疗"，而不同于化疗的"全身治疗"。因此，放疗主要用于治疗实体恶性肿瘤，有时也可用于治疗一些良性肿瘤，如垂体瘤、动脉瘤等。

91. 直肠癌术后是否需要放疗？

手术切除虽然是目前治疗直肠癌的最好方法，但单纯切除后局部仍有较高的复发率，盆腔放射性治疗是清除残留癌细胞的唯一可供选用的方法。这种辅助性的放射治疗在于杀灭残留癌细胞或降低癌细胞的活性。如果肿瘤分期较早没有淋巴结转移可以不

39

用放疗，如果化疗后还是有淋巴结转移，可以采用放疗辅助治疗。

92. 患者放疗时有什么感觉？

放射治疗本身没有什么，时间可短至几秒钟，长也只达几分钟。准确的治疗位置非常重要，所以放射治疗技术员需要一段时间，把患者置于合适的位置，患者不必紧张，尽量放松。放疗时工作人员不能留在室内，在操作台通过监视器观察患者。

93. 放疗对造口有影响吗？

放射治疗对肠黏膜的伤害较大，肠造口黏膜表现为颜色较红，清洁的时候，容易出血。这是一个常见的变化，出血较少时不用采取治疗措施，但要注意清洁造口时要选择柔软的布，使用温水（水温不超过40℃），动作轻柔，减轻对肠黏膜物理性的刺激和损伤，出血不易止住时可压迫局部止血，或使用云南白药粉

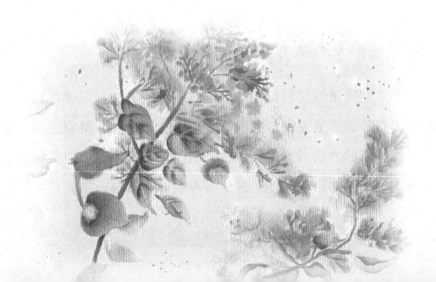

撒在肠黏膜表面治疗。放射治疗致肠黏膜损伤严重的患者还会出现腹泻。腹泻时要缩短造口用品的更换时间，通常 2~3 天更换一次，用温水、软布彻底清洁完造口周围皮肤后使用造口护肤粉和皮肤保护膜来保护皮肤，防止大便浸渍导致皮炎。

94. 放疗画线不清楚怎么办？

如果皮肤画线不清楚了，患者需要找画线的医生或者由他介绍的医生重新画清楚，否则不能做放射治疗。

95. 放疗时，为什么要保护照射部位的皮肤？

在放射治疗后，接受治疗范围的皮肤会变红和疼痛，此种情况和晒太阳后的反应一样，这种现象可能在几次治疗后才出现，若皮肤反应严重，可能需要暂停治疗，待皮肤复原后再继续放疗。

96. 放疗会对放射部位的皮肤造成什么损伤？

一般在放疗开始 2~3 周出现，接受放疗治疗范围的皮肤会变红，与晒太阳后反应一样；皮肤出现干燥、发痒、轻微红斑，毛发脱落。随放疗时间加长，症状会逐步加重，如色素沉着、脱皮、红斑区皮肤疼痛；个别患者皮肤皱褶处出现湿性脱皮。

97. 如何预防放疗过程中的皮肤损伤?

接受放射治疗区皮肤应注意:①清洁:用温水轻洗,避免用肥皂、化妆品、消毒剂刺激皮肤;②避免破损、避免抓挠、蚊虫叮咬等;③当皮肤出现脱皮结痂时,不要强行撕剥,否则不易愈合;④注意防晒;⑤衣物选择轻柔、宽松棉质衣物,避免过硬、过紧的衣物磨伤皮肤。

护理小经验:在放疗定位后,会在将要进行放射治疗的皮肤上画出治疗的范围(放射野皮肤分为身体前、后两面)。患者可以到超市购买一小瓶"葵花籽油",于放疗前2~3天在后背画线区域内的皮肤(背下部及骶尾部、臀裂顶点)用棉球蘸葵花籽油涂抹(注意不要污染画线),每日1次至放疗结束后(视情况可随意延长)。放射野皮肤敏感娇嫩,不要使用棉棍以防擦破皮肤。使用此方法可减少局部皮肤的损伤,提高舒适感。可以预防、减少局部皮肤干燥、脱皮、瘙痒、破溃的症状。

放疗期间放射野皮肤变薄、萎缩、软组织纤维化,致使血管扩张,皮肤会出现充血、发红等湿性反应,继而出现皮肤干燥、脱皮、瘙痒难忍或烧灼感。此时不能用手抓,以防抓伤导致局部皮肤不易愈合。

98. 发生放射性皮肤损伤时如何护理?

如发生放射皮肤损伤,不要抓、挠皮肤,以防皮肤破溃。在放射治疗期间，不建议用药膏直接涂抹照射部位，同时禁用酒精、碘酒等刺激性消毒剂。可将"葵花籽油"用火烧开，晾凉后用棉球，轻轻蘸油涂抹患处，减少局部受压，通风保持干燥，可穿宽大的衣、裙、裤，减少摩擦。

99. 放射区域的皮肤有炎症了，还可以进行放疗吗？

如只有轻度炎症，皮肤发红、痒等，告知医生用缓解的药物，仍可进行放疗；如有破溃应停止放疗，否则会加重、恶化放射区域的皮肤炎症程度。

100. 为什么在放疗时会感觉到疲劳？

因为放疗期间，人体需要耗费大量能量来进行自我康复。同时，疾病带来的压力，每天往返治疗以及放射对正常细胞的影响都会导致疲劳。大多数人在放疗进行几个星期后会感到疲倦，而且随着放疗的持续进行会更感疲劳。放疗结束后，虚弱和疲劳也会随之逐渐消失。放疗期间，患者应少做一些事，如果感到疲劳，那么在空闲时就要少活动、多休息，保证充足的睡眠。

101. 放疗期间为什么要预防感冒？

放疗期间病人机体抵抗力下降；易患感染，应当减少探望，不去公共场所，避免接触传染病、感冒患者。病房房间经常通风，衣物、用具干净整洁，减少被感染机会。适量的运动锻炼，亦可增强机体免疫功能。

102. 放疗期间可以做些什么运动？

放射治疗时，可适量运动，如散步。但不可太过劳累。太极拳是不错的选择。

103. 放疗期间为什么要多饮水？

放疗期间多饮水，有助于体内肿瘤代谢产物的排出。

104. 放疗期间有规律的睡眠对患者有哪些帮助？

放疗时，患者需要耗费大量能量来进行自我康复，调整好睡眠，保持正常的生物钟可有助于患者体力恢复。失眠会使患者长期处于应激状态，不利于病情恢复。

105. 放疗期间出现腹泻怎么办？

放疗2~3周后会出现腹泻症状，这时需要注意卧床休息，少食多餐，多摄入蛋白质和热量高的食物，吃含纤维少的食物，如精面包、精米、面条、奶油麦片、去皮的生果罐头、酸奶、鸡蛋、去皮的土豆泥或土豆片、蔬菜汤、去皮鸡肉和鱼肉。避免摄入咖啡、茶、酒和甜食。避免吃油炸和辛辣的食物。多喝水，补充腹泻丧失掉的水分。若是腹泻严重（7~8 次/日），要及时看医生，严重者需要输液。

106. 放疗期间出现排尿疼痛怎么办？

由于放疗部位靠近膀胱常常出现排尿疼痛，下腹部放疗的患者可能引起膀胱炎，排尿时感到灼热或不适，排尿次数也会比平常频繁，甚至夜间尿频。医生会为患者检查小便，确定是否受到感染，也可能会用药物治疗这些症状。在此期间患者可以多饮水或多进食汤类食物，有助于缓解这些症状，避免喝咖啡、茶或酒，或者酸性高的果汁，因为这些饮品会刺激膀胱加重不适症状。

107. 放疗期间应该如何进行营养调节？

放疗期间，也会出现厌食、恶心等不良反应。如不重视营养的补充，造成营养不良其危害非常大。如进食少，营养不良会出

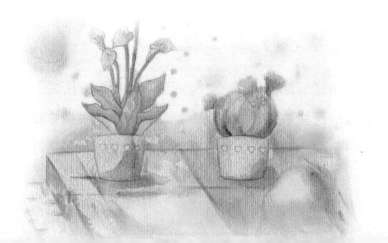

现贫血、免疫力低抵抗力下降、肿瘤与周围健康组织的相对关系发生变化，使肿瘤控制率下降或正常组织损伤加重等，这些都会影响疗效。因此放疗过程中，尽量保持体重不下降，对食物的种类没有特殊要求，以高蛋白、易消化和易吸收的食物为主，一般忌食辛辣生冷的刺激性食物和过于油腻的食物。如出现食欲减退、恶心、呕吐等症状，首先告知主治医生，说明每日进食情况、呕吐次数等，医生会给予口服止吐药，必要时静脉输注止吐药、补充电解质以及静脉营养治疗。家属应鼓励患者尽量少食多餐，以营养丰富、清淡易消化的食物为好。

108. 放疗后身上会带有放射线影响孩子和家人吗？

不会。因为放疗结束时，放射源已经取出，不会有放射线了，因此回家后不会对其他人带来不好的影响。

（三）化学治疗及护理

109. 什么是化疗？

化学治疗简称化疗，它是肿瘤治疗的重要方法之一，是利用化学合成的药物杀死肿瘤细胞，抑制肿瘤细胞生长繁殖和促进肿瘤细胞分化的一种治疗方式，药物通过血液分布在全身，因此它是一种全身性治疗方法。在使用的过程中，化疗药物可以使用单药，但更多的是联合其他化疗药物一起使用。化疗药物对正常组织也有毒性作用，因此，使用化疗药物是一把"双刃剑"。患者必须在正规医院接受正规的化疗，才能最大化地保证化疗治疗的效果。

110. 化疗应该如何选择医院？

具备化疗能力的医院都可以做。建议首选肿瘤专科医院进行，因为化疗的方案较多，药物的反应不尽相同，需要根据患者具体病情来定。可根据患者的经济状况和其他因素综合考虑选择化疗医院。

111. 直肠癌手术后是否需要化疗？

对于直肠癌患者，化疗可以帮助患者清楚手术不能切除或扩散的癌细胞，减少术后并发症以及癌症复发的概率。所以在直肠癌的治疗过程中，大多数患者在手术治疗过后都要进行一定的化疗。如果早期直肠癌的癌肿局限于黏膜内，原则上不再需要化疗。如果癌肿已达黏膜下层，或有淋巴结转移倾向，手术后要进行化疗。手术切除是最直接有效的治疗方法，但是手术只能切除可见的瘤体，术后患者体内可能残留有癌细胞。化疗可以继续清除癌细胞，巩固手术治疗直肠癌的效果。防止残存癌细胞复发转移，提高早期直肠癌的治愈率。但是术后化疗并非适用于所有的直肠癌患者，对于体质差、免疫功能低下或者有严重病史的患者应慎用。

112. 什么是新辅助化疗？

新辅助化疗是指在肿瘤进行手术或放射治疗之前，给予的一次或多次全身性化疗。相比常规的化疗来说，新辅助化疗的优点有以下几点。

（1）减轻患者在术前由于肿瘤本身所导致的一些不适症状，从而帮助患者适当减轻心理压力。

（2）可使原有肿瘤缩小，争取手术治疗的可能性，同时，还可以减少手术过程中的风险以及术后并发症的发生，进一步达到满意减瘤的目的。

（3）使肿瘤细胞活力减弱，在手术过程中不易发生播散入血，减少手术转移，同时提高长期生存率。

（4）在不增加患者医疗负担的同时，最大化地保证化疗的效果。

113. 什么是化疗周期？

化疗并不是天天都要输液治疗。但究竟应该什么时候给予化疗药，什么时候不给化疗药，也是有严格要求的。在每次给药及其随后的停药休息期到下一次化疗开始用药的时间，被称为一个化疗周期。也就是说，一个化疗周期，包括了给药期和休息期两个部分。一般来说，化疗方案不同，化疗周期的长短也不相同。但也是有一个基本的原则，即根据化疗药物的药代动力学特点和肿瘤细胞的增殖周期及人体恢复周期共同决定。通常从化疗给药的第 1 天开始计算，至第 21 天或 28 天为一个化疗周期。

114. 什么是化疗间歇期？

在一个化疗周期里，化疗药并不是天天使用的。不管化疗周期的长短，每个周期里都会有一定的休息时间。这个休息时间被称为化疗间歇期。间歇期是为了让人体在经过化疗药物的"打击"后，身体能够慢慢地有一定的恢复。被化疗药物所损伤的一些重要脏器的功能，在间歇期也能得到恢复，以便更好地进行下一次化疗。

115. 化疗后会出现哪些不良反应？

化疗药物在治疗肿瘤的同时，对人体的正常器官功能也有影响。这些影响被称为化疗药的不良反应。化疗要常见的不良反应有：胃肠道反应（恶心、呕吐），血液毒性（白细胞计数低、血小板计数低、红细胞计数低），肝肾毒性（肝肾功能异常），神经毒性（手脚麻木、耳鸣甚至耳聋），皮肤毒性（脱发、皮疹、脱皮、脓疱），心脏毒性（心律失常、心绞痛），疲乏，性功能改变，生育功能改变等。

116. 化疗时，没有食欲、恶心怎么办？

没有食欲的时候可以采取以下方法缓解。

（1）餐前适当运动：在进餐前可让患者做一些适当的运动，进食一些少量的开胃食品，如山楂、丹皮等。适当的运动会促进新陈代谢，促进肠道蠕动，提高食欲。

（2）有胃口的时候尽量多吃，选用自己喜欢的食物来刺激食欲。

（3）进食高热量的食物：少食多餐，化疗前不宜进食过饱，避免油腻食品，多食蔬菜水果，多吃高热量的食品，如牛奶、豆腐、鱼等。

（4）不要用勉强吃、勉强喝的办法来压住恶心和呕吐，远离有油烟味或异味的地方，入睡时应选择侧卧姿势，以免呕吐时误吸入气管，避免太甜或太油腻的食物，可饮用清淡、冰冷的饮料，食用酸味、咸味较强的食物来减轻症状。

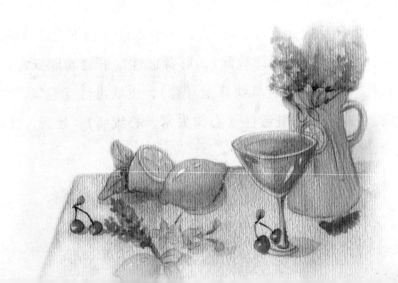

117. 化疗时，为什么需要适当保暖？

患者接受化疗过程中，一些化疗药本身具有外周神经毒性反应，遇冷会加重神经毒性症状，所以应注意保暖。患者化疗后，身体本身免疫力低下，遇冷容易感冒，甚至继发肺部感染。

118. 为什么在化疗时会感觉到疲劳？

化疗时感觉疲劳是因为化疗药的副作用。要减轻化疗的毒副作用，除了在日常饮食上选择低脂肪、高蛋白、高维生素和易消化的食物外，也可以服用一些效果明确的中药制剂，可以减轻化疗产生的毒副作用。另外止吐药物中有引起中枢系统疲乏的药。在接受化疗期间，以下方法有助于减轻疲劳症状。

（1）多休息。

（2）与医生一起制订一个锻炼计划。每天进行一些体力消耗较少的运动，如步行一小段路。阳光空气好的时候做一些身体能承受的体育锻炼。

（3）食物营养要平衡，并喝大量的果汁。

（4）限制活动量。

（5）为了安睡得更好，在上床前做一些能使身心放松的事情，如洗一个热水澡或读一些书和报。

（6）坐久或躺久以后，要慢慢起来，以免头晕眼花。

119. 为什么要按时化疗？

化疗是挽救和延长患者生命最有效的治疗方法之一。医生会针对不同的肿瘤类型、患者的身体状况、既往的治疗情况来选择合适的方案进行治疗。化疗周期的长短一般是根据化疗药物的药代动力学特点和肿瘤细胞的增殖周期、药物毒副作用及人体恢复规律来决定的。所以应根据医生制订的化疗周期进行治疗，才能收到更好的治疗效果。

120. 化疗期间为什么要多补水？

肿瘤患者在化疗期间应当增加饮水量。这是因为在接受大剂量化疗时，患者常会出现恶心、呕吐、食欲不振等不良反应，水分常摄入不足，如果呕吐频繁会导致脱水，患者易出现口腔干燥、吞咽困难等症状，此时多饮水能补充机体所需，减轻呕吐形成的脱水，同时也减少了口腔干燥引起的局部疼痛并滋润黏膜。

化疗药物多具有不良反应，尤其易造成肾脏损害及膀胱毒性。当使用大剂量药物时，由于肿瘤组织崩解，尿酸排出量增多，需要大量的液体来冲刷，就是说要见到有形的尿出来，为避免引起化疗不良后果，化疗期间最好能每日饮水 2500 毫升以上，使每日尿量不低于 2000 毫升，促使代谢产物尽快排出，减少对肾脏的毒性。

应嘱咐患者少量多次的饮水，以防引起胃胀、呕吐等不适。

如患者不喜欢喝白开水，可喝些淡茶水、蔬果汁、木瓜奶茶、杏仁露、椰汁等饮料，也可吃多汁的水果和蔬菜，如西瓜、梨、桃、黄瓜、西红柿等。

121. 化疗期间为什么要预防感冒？

因为化疗不但能杀死癌细胞，还会对人体的正常细胞有损害，绝大多数化疗药物对骨髓造血功能有抑制作用，会导致白细胞下降，所以免疫力会很差，容易感冒。感冒不影响疗效，但会加重不良反应，应积极预防。

122. 化疗期间可以做些什么运动？

进行适当的体育锻炼，可改善生活质量及机体免疫功能。身体活动和锻炼应根据个人能力和喜好而定。推荐运动如散步、打太极拳等，散步应选择空气清新的地方，并以饭后、睡前的时间为宜，时间、距离以舒适为宜。太极拳有舒筋活血的作用，是非常有益于肿瘤患者康复的运动。应注意避免剧烈运动。

123. 化疗期间可以配合吃中药吗？

单纯化疗有很大的副作用，常会引起呕吐、脱发、厌食、免疫力下降等症状，可以同时配合服用抗肿瘤的中成药，服用方便，减轻放化疗的副作用，提高免疫力，增强体质，预防复发转移。

124. 化疗药物对口腔的影响是什么？

可引起口腔黏膜炎，包括黏膜、牙列、牙根、牙周膜。口腔黏膜组织损伤以溃疡为表现形式。体征和症状包括：吞咽功能和味觉改变；声音嘶哑或声音变小；在吞咽或说话时会有疼痛感；口腔黏膜颜色改变（如苍白，不同程度的红斑，白色斑块，病灶或溃疡的颜色改变）；口腔湿度改变；口腔黏膜和舌水肿；黏膜溃疡。

125. 化疗后大便干燥怎么办？

（1）大量饮水软化大便，饮用温热液体。喝果汁也有帮助。多活动。可以散步、骑自行车、做瑜伽。如果不能下床活动，也可在床上或轮椅上做一些力所能及的锻炼。

（2）咨询医生是否可以增加高纤维饮食（禁食高纤维食物的肿瘤患者除外）。吃高纤维食物同时多饮水能软化大便。高纤维食物包括全麦粉食物、谷类、豆类、蔬菜、水果、果仁。如果便秘1~2天，应告知医生，医生会给予导泻或软化大便的药物。

非药物治疗主要包括饮食调节和生活方式的改变。此外，还包括肠道益生菌的应用、生物反馈治疗、电刺激治疗及针灸按摩等治疗。

治疗便秘的常用药物有以下几种。①容积性泻药：可使肠道内容积增加，反射性刺激肠蠕动。②渗透性泻药：通过渗透作用，使胃肠运动增强，主要包括盐类。③刺激性泻药：刺激肠黏膜上皮细胞促进肠液分泌及胃肠蠕动，缩短胃排空的时间，如蓖麻油，芦荟等。④润滑性泻药：矿物油脂类在体内不发生生化反应，主要为润滑粪便，润滑肠腔。一般建议口服为主。

126. 化疗出院后出现静脉炎应该怎样护理？

化疗性静脉炎是化疗常见并发症，输注化疗药物局部静脉炎的发生率为 50%~80%。化疗性静脉炎临床表现为沿穿刺静脉走向出现红肿和疼痛，局部红肿淤斑、静脉色素沉着呈条索，严重时可发生静脉血栓。护理措施可参考：

（1）化疗前外敷新鲜马铃薯片或新鲜芦荟可降低静脉炎发生率和减轻静脉炎的程度。

（2）将芝麻油与如意金黄散调成糊状，均匀摊在保鲜膜上，于化疗药输入前 30 分钟时外敷，持续敷 24 小时，能明显减少化疗性静脉炎的发生，并降低化疗性静脉炎的程度。

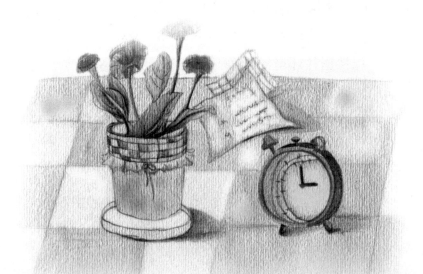

（3）喜疗妥霜剂能有效地控制炎症，改善患处血液循环，吸收渗液，治愈水肿。在静脉穿刺成功后，将喜疗妥霜剂沿血管走向均匀涂抹长约 15 厘米，此法可有效降低化疗性静脉炎的发生。

127. 出现白细胞减低后应该注意什么？

（1）肿瘤患者在骨髓抑制时抵抗力更加低下而易发生感染，所以应采取措施减少由外源性微生物引起感染的危险性。酌情遵医嘱使用抗生素预防感染。患者应避免接触花、其他植物、动物及其排泄物、患有传染性疾病（如水痘、流感等）人群。到人多的地方戴好口罩，避免交叉感染。

（2）白细胞减低期间也不能接种减毒活疫苗，如麻疹疫苗、风疹疫苗等。因为在机体免疫系统严重受抑制的情况下，减毒活疫苗的毒力增强，接种后疫苗病毒在体内复制，可导致疾病。要在治疗结束后至少 3 个月以上，免疫功能恢复后才能进行减毒活疫苗的预防接种。乙肝疫苗属于基因菌种疫苗，流感疫苗属于灭活疫苗。这两类疫苗接种后不会在体内复制，因此可以接种，但由于患者免疫功能缺陷，可能会影响疫苗的效果。

（3）保持居住环境的干净卫生。

（4）患者自身应养成良好的卫生习惯，注意饮食卫生，做到饭后漱口及口腔护理。预防皮肤和黏膜的创伤，正确处理伤口。

128. 在家里出现血小板降低时怎么办?

血小板减少到一定程度时,皮肤黏膜会出现出血点、淤斑、牙龈出血、大便颜色由黄色变成黑色。如果有血小板减低的情况,应立即到医院就诊,并且要引起重视:①有出血时,卧床休息,不要剧烈运动。出血严重者绝对卧床休息。病情稳定时可以适当活动,但要避免过劳和外伤。②避免便秘,不要剧烈咳嗽,有可能颅内压升高引起颅内出血。③观察皮肤淤斑的变化,如颜色、面积大小等。④牙龈出血较少时要用软毛牙刷刷牙。出血较多时用漱口水漱口。⑤避免损伤身体,如磕碰、摔倒、抓伤皮肤。禁用牙签剔牙或过硬的牙刷刷牙。

129. 如何减轻口腔溃疡引起的疼痛?

目前有些漱口水可帮助愈合,还可以局部外用麻醉药物镇痛,帮助患者进食。以下措施可有助于改善化疗患者的生活质量。

(1)在使用化疗药物前5分钟采用口含冰屑(冰屑完全融化前应充满口腔)持续20分钟。

(2)用生理盐水或碳酸氢钠水每日漱口。

(3)保持口腔湿润,可以使用加湿器保持房间的湿度。

(4)保持口腔和牙齿清洁;饭后及睡前用软毛牙刷刷牙,最好不使用含氯牙膏。

（5）避免进食粗糙、尖锐、辛辣、酸性食物。

（6）避免过冷、过热的食物如热咖啡、冰淇淋。

130. 化疗药物对皮肤有哪些影响？

皮肤色素沉着，静脉炎，痤疮样皮疹，皮肤毒性反应（0度：皮肤无红斑；Ⅰ度：皮肤红斑；Ⅱ度：皮肤干性脱皮，水疱、瘙痒；Ⅲ度：皮肤湿性脱皮，溃疡；Ⅳ度：皮肤剥脱性皮炎，坏死）。

131. 化疗后局部血管及皮肤出现疼痛怎么办？

根据化疗药物不同，可使用冰敷或热敷，局部皮肤可使用硫酸镁湿敷；抬高患肢；经常按摩四肢末端血管，搓手背、足背，以增加局部血液循环及血管弹性，保护好局部血管。

132. 什么药物出现局部血管及皮肤疼痛不能用冷或凉处理？

铂类药物出现局部血管及皮肤疼痛不能用冷或凉处理，如奥沙利铂等。

133. 使用升血药物会出现哪些反应？

（1）肌肉骨骼系统：有时会有肌肉酸痛、骨痛、腰痛、胸痛的现象。

（2）消化系统：有时会出现食欲不振的现象，或肝脏谷丙转氨酶、谷草转氨酶升高。

（3）其他：有些人会出现发热、头痛、乏力及皮疹。

134. 化疗周期中的休息期应该注意什么？

一个化疗周期为 21 天，也就是 3 个星期化疗"一次"，但是在此期间使用化疗药物的时间只有 1 周左右，而剩下的时间就是休息阶段，化疗后的不良反应，特别是被抑制的骨髓将在这段休息时间内得到恢复。在此休息期间首先就是要休息，生活要规律，饮食要富于营养，易于消化；另外就是要监测血常规、血生化，要看一看白细胞、血小板是否减少至需要处理的水平，肝、肾功能是否在化疗后受到损害而需要进行必要的治疗。如果需要则要积极处理，争取按时开始下一个周期的治疗，如果不良反应处理不当，可能会使得化疗时间经常被推迟从而影响整个治疗效果。

135. 化疗期间可以上班吗？

如果对化疗反应不大，一般情况允许，患者在化疗期间还是可以工作的，但也要取决于患者的工作性质，如果是强体力劳动，最好还是避免。患者适当的休息与睡眠有利于免疫力的恢复，也可以降低感染风险。如果是办公室工作，可酌情调配，不宜过度劳累。

136. 化疗时出现化疗药物外渗了怎么办？

如果在输化疗药过程中穿刺点出现疼痛，皮肤肿胀，有可能是药物外渗到皮下，应立即终止注射；局部冰袋冷敷局限受损区域（草酸铂及长春碱类药物不宜冰敷）；局部明显肿胀者可用硫酸镁湿敷或喜疗妥霜外涂；如已发生溃疡或水疱应进行外科处理；待炎症急性期过后可理疗以促进恢复；严重者需要局部封闭治疗。

137. 化疗后练习气功可以吗？

气功强调练习时要充分放松身体，有利于调节生理功能、减轻心理压力。理论上对于配合肿瘤患者的治疗康复来说是有益的。需要注意的是，要选择气功中动作幅度小、难度不大的，切忌练习体力要求较高，动作繁复的，以免加重身体负担。选择哪

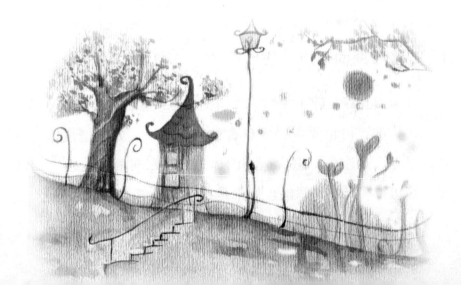

一种气功，练习多长时间，一定要根据自己的疾病状况，以及对身体起到的作用来确定。

138. 注射升白细胞药物后，为什么会出现关节和脊柱的疼痛？

升白细胞药物会对肌肉骨骼系统有不良反应，有时会有肌肉酸痛、骨痛、腰痛、胸痛的现象，再加上升白药物会刺激骨髓造血，而骨髓通常会分布在大的关节和脊柱等部位，并且这种造血也属于一种过度刺激造血，因此，通常会引起关节和脊柱的疼痛，这也属于药物不良反应。

139. 怎样减轻升白针剂引起的疼痛？

注意卧床休息，适当活动，避免剧烈运动，也可以采用一些放松疗法，分散患者的注意力。家属可以陪伴在患者身旁，与患者聊天；如果家属不在，患者自己也可以选择一些自己喜欢的事情来做，如听听音乐，做做手工，看看电视等，如果上述方法均不能缓解，患者可以遵医嘱服用一些止痛剂缓解疼痛。

140. 打升白细胞的针后出现发热是怎么回事？应该如何做？

发热属于升白细胞药物常见的不良反应之一。多发生在注射后 2~3 小时，可给予额部冷敷、温水擦浴，注意卧床休息，多饮温热的水，可以进食清淡、易消化食物，密切观察体温、脉搏、呼吸、血压的变化，保持家庭环境的清洁干燥，每日开窗通风 2 次，每次 30 分钟，保持室内空气清新。

141. 当白细胞低下时，发生发热怎么办？

患者出现高热时，应注意监测其体温及伴随症状，当体温维持在较高水平时，注意观察患者意识变化。控制体温应以物理降温为主，尽量不用或遵医嘱使用退热剂。出汗多时应协助患者擦净汗液，及时更换潮湿的衣裤、床单等，防止受凉，保持舒适。鼓励患者多饮水，补充水分，防止虚脱，促进体内毒素的排出，并做好降温后的体温测量。持续高热不退时应及时去医院就诊。

142. 化疗间歇抽血检查肝肾功能，需要注意什么？

肝功能检查前一天，食用含有丰富胡萝卜素、叶黄素的食物会使血清呈黄色，影响黄疸指数测定结果；晚餐应避免饮酒，不要进食高脂肪、高蛋白食物，晚上 9 点后不要再进食，检查前不能吃早餐，不能喝水。肝功能检查应为空腹时抽血，空腹时间一般为 8~12 小时。

在肝功能检查前注意不要服用引起肝损害的药物，因为药物会加重肝脏负担，造成肝功能暂时性损伤，从而影响结果准确性。最好在肝功能检查前 3~5 天停药，影响肝功能检查结果的药物有异烟肼、利福平、氯丙嗪、水杨酸制剂等。

肝功能检查当天早上不能进行体育锻炼或剧烈运动，应到医院后安静休息 20 分钟后再抽血化验。

肾功能检查前最好不要吃饭，不要服用引起肾损害的药物，避免剧烈运动。

143. 化疗间歇期患者发生恶心呕吐怎么办？

化疗引起恶心、呕吐的机制尚未十分清楚，一般认为化疗药物通过影响胃肠黏膜上皮细胞或脑部控制呕吐的神经中枢而引起恶心呕吐。

（1）恶心、呕吐严重的患者，可遵医嘱服用止吐药，还需要注意休息并尽可能减少活动。

（2）饮食上宜给予清淡、易消化的食物，少食多餐，注意调整食物的色香味。尽量吃一些干的食物，并将其与汤和饮料分开。开始最好吃一点清淡流质饮食，如苹果汁、橘子汁、茶水等，避免吃过甜、过油腻、辛辣、气味难闻的食物。此外，食物不宜过热，可进冷食，以减轻气味。保持口腔清洁，增进食欲。已出现呕吐的患者要灵活掌握进食时间，改善进餐环境，鼓励患者与家人进餐。也可口含生姜片等，可起到辅助止吐功效。

（3）当患者有恶心感时，患者可多做深呼吸，分散注意力，如看电视节目、读书、听音乐、与家人聊天等，同时保持室内空气清新无异味。

（4）穴位埋豆、按摩：内关穴有宽胸、利气、降逆、止呕

63

作用，足三里为阴明胃肠合穴，以豆籽贴于内关、足三里穴，通过按摩刺激穴位，可达到减轻胃肠道反应，增强机体抵抗力，同时转移注意力的目的。

144. 发生呕吐后应该注意什么？

严重的呕吐不但可致患者食欲不振，水、电解质酸碱平衡失调，免疫力降低，而且可造成患者精神极度紧张、焦虑，甚至因为严重的恶心、呕吐，有20%的患者需推迟化疗，30%的患者拒绝进一步接受化疗，影响化疗效果。卧床时出现呕吐，应侧卧以防呕吐物吸入气管，呕吐后漱口，并注意呕吐的量及性质，必要时留少量呕吐物化验检查。注意口腔卫生，多次呕吐会造成口腔恶臭，患者需要正确清洁口腔。发生严重的呕吐时应及时去医院就诊。

145. 化疗后为什么会出现皮肤干燥的现象？应该如何护理？

皮肤干燥也属于化疗药的副反应之一，可从以下几方面护理：

（1）保证足够饮水量：每天至少应喝6大杯白开水，即1500毫升左右。多喝水不仅保持皮肤湿润，还能帮助体内代谢产物及毒物的排出、净化血液、防止便秘。

（2）环境保湿：避免日光暴晒，避免过度风吹、避免环境干燥、避免寒冷刺激、避免过度烫洗及皮肤摩擦。

（3）皮肤干燥者应注意洗浴时间不要过长（<15分钟，以淋浴较好），水不要过热（32~35℃为宜）；全身和面部每天应用保湿润肤剂，尤其洗浴后立即用；使用温和的清洗剂（如脂质丰富的洁面皂），有额外补水系统的新型去污剂更好，如含活性谷胱甘肽可使大量润滑剂附着皮肤保持湿度，含额外补水系统能显著改善温和性和润肤性；禁忌一次使用过多化妆品，不用果酸类护肤，不用含香料及过酸过碱的护肤品；避免刺激衣物以棉质为主，避免羊毛和刺激性的合成材料，避免屋尘螨、粉尘螨等。

146. 化疗后为什么会出现皮肤色素沉着？能恢复吗？

皮肤色素沉着是化疗药皮肤毒性反应的表现之一。广泛性的皮肤色素沉着可见于用环磷酰胺、氟尿嘧啶、羟基脲或甲氨蝶呤者，其中5-氟尿嘧啶可引起全身性皮肤色素加重和注药血管外皮肤色素沉着明显加重或见红斑，甲氨蝶呤和博来霉素可引起甲床色素沉着和指甲变形。随着化疗疗程的结束，像这样的毒副作用都能慢慢得到恢复。

147. 化疗药物外渗后皮肤会留下瘢痕吗？

不是所有的化疗药物外渗后，皮肤都会留下瘢痕。但有一部分化疗药外渗后，皮肤会出现严重的红肿，疼痛，水疱，严重者会皮肤溃烂，需要外科换药治疗，这些外渗痊愈后，皮肤会出现不同程度的瘢痕。

148. 化疗后患者总觉得身体没有力气，为什么？应该怎么办？

进行化疗的患者有绝大部分都会觉得身体没有力气，这种现象在医学上被称为癌因性疲乏，它是癌症患者最常见的主观症状之一，是与癌症或癌症治疗有关的、持续的、主观的疲劳、疲倦感觉，极大地影响患者的康复及生活质量。患者在化疗前、中、后均存在一定程度的疲乏感，化疗前以轻度疲乏为主，化疗中以中度疲乏为主，且高度疲乏患者增多，化疗后高度疲乏患者有所下降，仍较化疗前高。化疗患者疲乏呈周期性波动变化，于化疗前1~2天开始上升，化疗中开始7天疲乏感明显上升，化疗后7天缓慢下降，并于下一疗程前1~2天再次出现疲乏状况波动。

研究表明，有氧运动可以很好地控制患者的疲乏症状。居家有氧运动的运动强度为中等强度，即运动时心率达到最大心率的55%~65%（最大心率为220-年龄），运动形式为步行、跑步、游泳、跳健身操、爬楼梯或骑自行车等，建议结合患者的身体情况选择，运动时间为每次20~30分钟，在此期间心率应达到运动处方的要求，运动频率为每周3~5次。

149. 接受化疗头发是要脱发吗?

化疗药进入体内后会抑制组织的生长，发根也是一个生长极为旺盛的部位，因此也容易被化疗药物所抑制。脱发的程度与使用药物的种类、剂量、方法有关，并且因人而异，与化疗药诱导毛囊内细胞凋亡有关，目前有头戴冰帽、止血带法、调节膳食及心理等方法。化疗引起的脱发，之后会重新长出，可剪短头发或佩戴假发套等。

150. 化疗脱发怎么办?

首先患者不应有过重的心理负担，因为脱发是化疗后很常见的副作用，在停药后会自行长出，而且会比以前更加浓密，因此可在化疗前将头发剪短或剃光，佩戴适合自己的假发或头巾。

头部的日常护理方法有：

（1）按摩头皮：经常的按摩头皮，可以促进毛发生长。

（2）保护头皮：人体的头皮在发生脱发时或脱发后最容易受到损伤，因此，我们要加强对头皮的保护。一般可以在外出时戴帽子或围上头巾，尽量避免太热或太冷的天气外出，不让头皮接受阳光的曝晒或吹冷空气等举措来保护我们的头皮。

（3）养护头发：应使用含蛋白质的软性洗发剂，更好养护头发，低温吹头发，不要染发或烫发。

151. 患者应该如何护理头皮？

（1）按摩头皮：经常的按摩头皮，可以促进毛发生长。

（2）保护头皮：人体的头皮在发生脱发时或脱发后最容易受到损伤，因此，我们要加强对头皮的保护。一般可以在外出时戴帽或围上头巾，尽量避免太热或太冷的天气外出，不让头皮接受阳光的暴晒或吹冷空气。

（3）头发防晒：使用防晒油，戴帽子、围巾等来保护头发，防止太阳照射。

（4）养护头发：应使用含蛋白质的软性洗发剂，更好养护头发，使用软的梳子，在梳理时避免用力梳理。如果必须用电吹风，请用低温一档；不要用发卷做头；不要染发或定型；剪短发，短发使头发看上去要浓密一点，即使脱发也易处理。

（5）化疗护发：化疗开始前，剪短头发，化疗前十分钟戴上冰帽，使头皮冷却，局部血管收缩，减少药物到达毛囊，对减轻脱发有一定的预防作用。

152. 如果头皮瘙痒怎么办？

使用去头痒、头屑的洗发水，如果是药用去头痒洗发水一般选择使用含酮康唑（如复方酮康唑发用洗剂）的洗发水。如果是使用普通的去头痒洗发水，不要较长时间使用，建议定期更换品种。洗头次数不要太频繁防止过度清洁。头皮按摩可促进血液循环，对去头痒改善头皮的新陈代谢有一定的作用。总的原则是动作轻柔，以指腹按压、按揉，使头皮感觉到轻微的压力感为宜，按压顺序从两侧发际线到头顶部到后脑再到枕部。

153. 化疗后为什么会出现排便困难、便秘？

便秘是指排便次数减少，每 2~3 天或更长时间一次，无规律性，大便干结，常伴排便困难。

化疗药物大多对消化道有毒性作用，主要表现为恶心呕吐、腹泻、便秘、腹痛，其产生原因为大剂量化疗药物对消化道黏膜的直接刺激作用，对中枢化学感受器的作用和对自主神经系统的作用等。

大剂量化疗或应用毒性强的化疗药物，患者大都出现恶心呕吐等消化道反应，临床上常使用昂丹司琼（枢复宁）、格拉司琼、甲氧氯普胺（灭吐灵）等止吐药对症治疗，抑制恶心呕吐，但也有便秘的不良反应。例如灭吐灵是胃肠推动药，也有产生便秘的副作用。

化疗患者由于体质虚弱，活动减少，进食减少，因此肠管缺乏机械性的刺激而产生便秘。

154. 化疗后为什么会觉得指端麻木？该如何护理？

铂类药物、长春碱类药物、紫杉醇类药物均有一定的周围神经毒性，通常表现为四肢麻木和感觉异常等，所以会觉得指端麻木。

患者及家属要加强保护意识，防止受伤。四肢轻度感觉异常的患者应经常保持四肢清洁，可戴手套、穿袜子保护；感觉异常严重者，要避免受压和冷热刺激，防止烫伤和冻伤，避免皮肤受损，尤其是手指、脚趾。患者冬季穿暖和的衣服，注意手脚保暖。做家务，如清洗衣物时要用温水，最好戴手套；不要用无感觉的部位直接接触危险的物体，如运转的机器、搬运重物；烧水煮饭、吸烟时防止烫伤无感觉区。腱反射消失、肌肉痉挛、肌力下降有振动觉的患者要避免上下楼梯，房间内禁放锐器，较硬且有棱角处用棉垫包裹，减少碰撞；独自活动时可用拐杖，必要时专人护理，防止意外发生。指导患者对感觉异常部位多加按摩，在肢体允许范围内进行主动及被动活动，以保持和增加关节活动度，防止肌肉挛缩变形，并保持肌肉的生理长度和肌肉张力，改善局部循环，促进神经再生，早日康复。

155. 化疗间歇期睡觉时多梦、难以入睡、易醒、失眠等怎么办？

随着化疗疗程的增加，化疗不良反应相继出现且症状明显。化疗患者症状困扰负担严重，经历的症状数目多，症状困扰发生率高，严重程度高。身体上的不舒适加重焦虑、抑郁程度，从而影响睡眠质量。可从以下几方面改善睡眠质量：

（1）避免饮酒和喝含咖啡因的饮品，以及吸烟，尤其在傍晚以后。

（2）在睡前 2 小时内，不能进食难以消化的食物。如有饥饿感可进食 1 杯牛奶麦片。牛奶因含有色氨酸，有帮助睡眠的作用。

（3）晚饭后，不可大量饮水，以减少夜尿。

（4）下午五点以后，不参与过度兴奋和活跃的活动。

（5）床只能用来睡觉，如果只是休息和放松，可以坐在椅子上。

（6）卧室的环境要有利于睡眠，如适宜的温度、光线和声音。

（7）就寝后，放松思想，可以想一些愉快的事情以促进睡眠。

（8）每天在同一时间起床，周末也不例外，可以使用闹钟达到这一目的。

（9）保持规律的体育锻炼，但是睡前不可进行大强度的运动。

156. 化疗间歇期的患者应该如何安排日常活动？

患者可以做一些适宜的体育锻炼，锻炼计划一定要根据自身的具体情况，考虑患者的体力和承受力，应适量、适度、循序渐进。对于卧床的病人，可以做被动锻炼，如推拿按摩、四肢的伸缩和抬高运动、躯体翻转、呼吸运动、仰卧起坐等，能下床的病人可进行散步、慢跑、气功、太极拳锻炼等。体育锻炼可以降低焦虑、抑郁心理，改善心情，提高机体免疫功能，增强体质，有利于化疗药的按期应用。

157. 化疗期间患者需要控制体重的增长吗？应该如何控制？

化疗期间，患者体重维持在正常水平即可。体质指数（BMI）正常值在 18.5～23.9，这是用体重公斤数除以身高米数的平方得出的数字。例如女性身高 1.6 米，体重 60 公斤的患者，她的 BMI 就是 60/（1.6×1.6）= 23.4，这个体质指数还在正常值范围里。对于化疗的患者来说，饮食需多样化，营养需搭配得当，多补充多种维生素与水果。"三高一多"，即高热量、高蛋白质、高纤维，多饮水。摄入高热量食物，可保证机体的基本生理需要，将体重维持在正常水平；摄入高蛋白食物可保证皮肤、毛发等在遭受化疗损伤后的修复。营养学家认为，在化疗期间患者所需要的蛋白质应比一般情况下增加 50%，所需要的热量增加 20%，所需要的水应增加 50%。

158. 为什么有些人的体重在化疗过程中增长较快？

在化疗期间，很多患者都发现自己的体重增长比较明显，这主要是因为：

（1）家属和单位照顾，患者的工作劳动强度明显减低，运动量减少。

（2）家属的重视，饮食条件得到很大的改善，机体功能慢慢恢复，短时间内营养充足，从而出现体重增加过快。

（3）也有可能是长期使用地塞米松处理的药物副作用：向心性肥胖。

但是这些都是在特殊时期患者所经历的一些变化，相信随着治疗的结束，患者的体力活动也逐渐地增加，日常生活也步入正轨，体重也会得到合理的控制。

159. 为什么有些人体重在治疗过程中出现迅速减轻？

有部分肿瘤患者在治疗的过程中可能会出现体重下降的情况，体重下降可能和以下因素有关：

（1）肿瘤本身对机体造成的直接影响，患者常合并厌食、味觉异常、恶心、呕吐、消化道吸收功能障碍，甚至梗阻，导致营养物质摄入量明显减少。

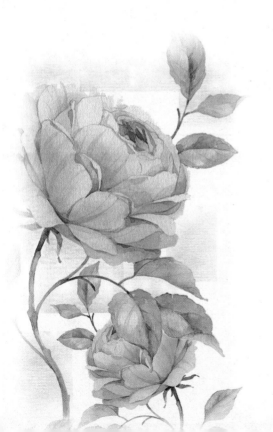

（2）化疗可造成患者摄入减少和消化道吸收能力下降，并影响合成代谢，而消化道的并发症又加重患者的营养不良。

（3）肿瘤患者的压抑、焦虑等情绪也会影响食欲和进食过程。

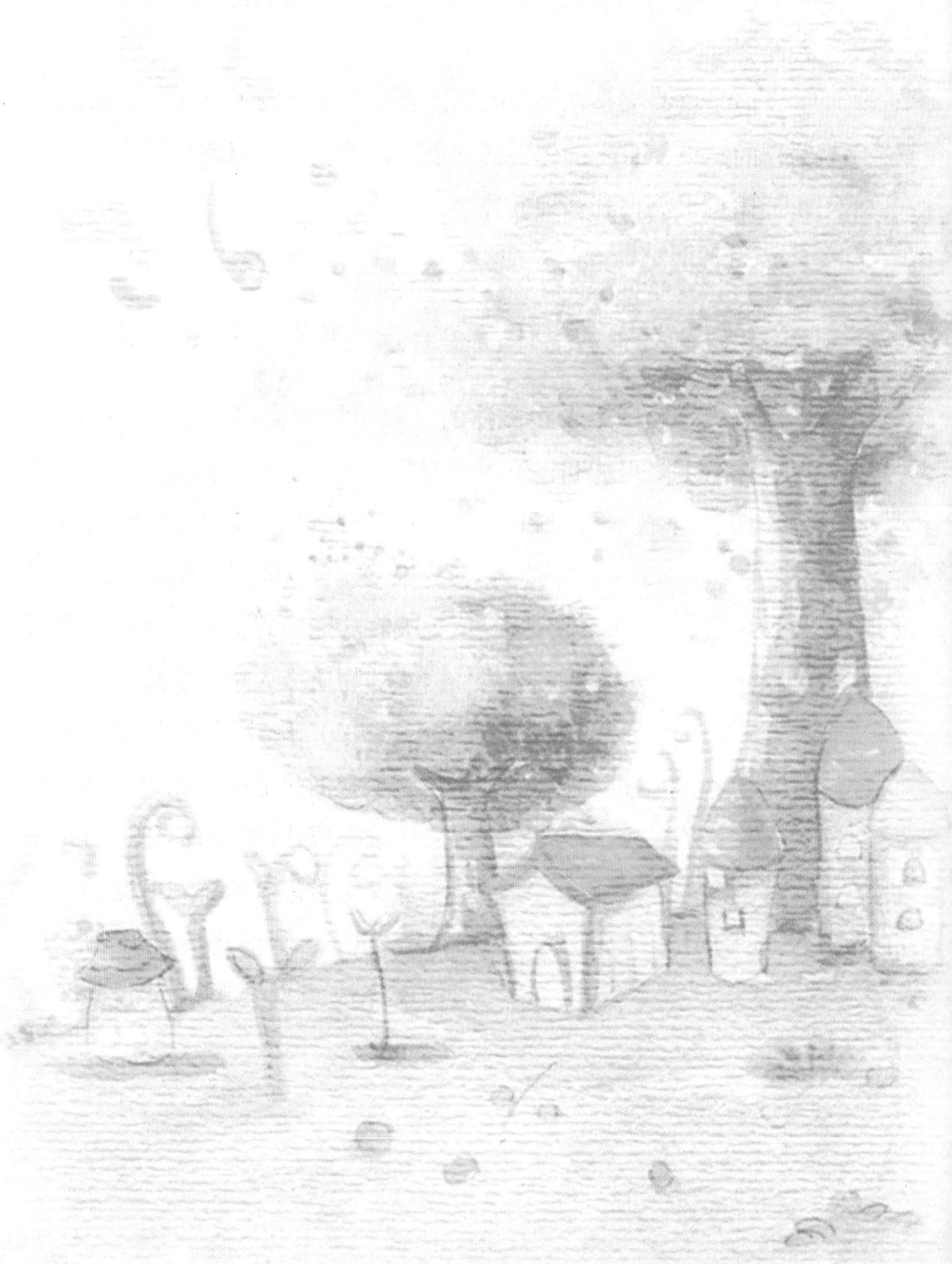

二、营养与饮食篇

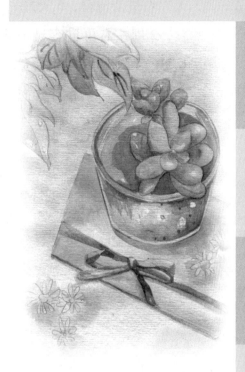

160. 结肠肿瘤手术后饮食应该怎么吃？

手术后需要加强营养支持，待肠蠕动恢复、肛门排气后，3天左右进清流食，5天左右可进少渣流食，1周左右进少渣半流食，2周左右可进容易消化的少渣普通软食，可以减轻肠道负担，有利于吻合口的愈合。为防止人工肛门排出大便有恶臭，患者宜吃酸奶、藕粉等食物，避免蛋、蒜、葱、虾等食物，以防止食物消化吸收后产生臭气。

161. 肠造口术后不能吃什么？

应避免吃产生不良气味的食物，如葱、大蒜、洋葱、韭菜、蒜薹、萝卜、干豆等，生冷的食物尽量避免，易刺激肠道引起腹泻。

162. 回肠造口术后吃饭时注意什么？

主要注意每天有足量水的摄入，可多吃一些多汁的食物如水果，多喝一些汤类的食物如汤面，乳鸽面片汤，乌鸡龙须面汤等。二是食物质软易消化，减少产气食物如干豆类、萝卜、薯类、葱属类蔬菜如葱、大蒜、洋葱、蒜薹、韭菜及肥甘、辛辣刺激的食物。

163. 造口术后可以吃哪些食物？

肠造口手术后对饮食没有要求，只要做到健康饮食、营养均衡就可以了。要改变不健康的饮食习惯。例如：高脂饮食，日常生活中不要吃太油腻的食物，易加重肠道消化负担，同时对健康不利。还要注意不吃辛辣的食物，如辣椒等，辛辣食物刺激肠道，容易导致肠黏膜损伤。

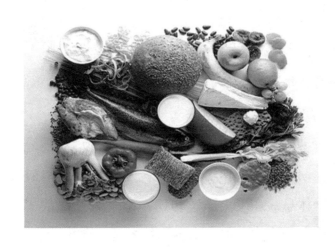

164. 少渣食物有哪些？

少渣食物也称低纤维饮食，是指食物纤维含量极少、易于消化的饮食。如肉类应选用嫩的瘦肉部分，蔬菜选嫩叶、花果部分，瓜类应去皮，果类用果汁。精细米面做的食物，如粥、烂饭、面包、软面条、饼干；切碎制成软烂嫩肉、动物内脏、鸡、

77

鱼等；豆浆、豆腐脑；乳类、蛋类；菜水、菜汁，去皮制成的瓜类、番茄、胡萝卜、土豆等。

165. 肠道手术后可以喝酸奶吗？

可以喝，在饮用的时候请注意酸奶的温度，从冰箱里拿出的酸奶放在室温 25℃ 以上，回暖后再喝，或隔水温一下用小勺喝，使机体更能耐受。饭后一个小时左右喝酸奶比较好。

166. 腹部放疗导致放射性肠炎饮食如何调理？

腹部放疗极易造成放射性肠炎，根据放射性肠炎的不同时期给予不同的饮食护理。

（1）早期：患者在急性期，由于肠黏膜充血、水肿、肠管痉挛，肠蠕动加快，消化功能紊乱，因而急性水泻期暂时禁食，使肠道完全休息。在发生肠炎初期，由于大便次数多，失水多，患者以流质食物为主，如大米粥、炒米汤、蔬果汁、莲子薏仁汤等。如果患者腹泻严重出汗较多，给患者多喝一些淡盐水，以补充体内水分及电解质的不足，牛奶、豆浆暂时不能饮用，以免引起腹胀。

（2）好转期：随着患者大便次数的减少，腹痛缓解，患者可以进食些清淡易消化营养丰富的流质、半流质饮食如面条、馄饨、鸡蛋羹、粳米粥饭等，适当增加一些水果和蔬菜及健脾和胃、止痛消肿的食物如茄子、白扁豆、无花果、大枣、莲子、芡实等。

（3）恢复期：随着病情的好转，逐渐增加营养，少食多餐取代一日三餐，避免油腻、油炸、生冷、硬固等食物，限制高纤维食物如芹菜、韭菜、萝卜、蒜薹、黄豆芽、玉米等。进食低纤维的食物如白面包、面条、烤馒头片、煮鸡蛋、去油鸡肉、鱼等。一般大便恢复正常2~3天，可正常饮食。

167. 胃肠道患者出院之后可以吃哪些主食？

胃肠道术后，米面制品都可以吃，关键是制作的时候以蒸、煮等质地软的烹调方法为主。如龙须面、面片、馄饨、小包子、饺子、发糕、馒头、肉龙、小点心等，粗杂粮等不好消化的食物少吃，以减轻胃肠负担。过一段时间（2个月左右）根据消化情况，可以加一些山药、芋头、薯类等食物。

168. 胃肠手术后为什么不宜吃烧烤等食物？

首先烧烤的食物，在烤制过程中会产生致癌物质，尤其胃部肿瘤患者本身患病大多和不良的饮食习惯有关，所以从安全角度考虑，熏制、烧烤的食物忌吃，腌制、油炸的食物少吃，多吃新鲜食物，有益或保护我们的胃。

169. 胃肠术后如何饮食有益患者的康复？

胃肠肿瘤患者进食原则：少量多餐、定时定量、进食营养丰富的饮食。保证能量供给，循序渐进逐步过渡到均衡饮食。避免过冷、过烫食物。禁食一切刺激性及粗纤维和产气、油煎炸食物。限制单纯的糖如蔗糖、甜果汁等，预防进食后发生低血糖或倾倒综合征等并发症。

第1阶段：禁食。手术后1~3天内处于手术创伤期，吻合口尚未愈合，胃肠功能正在逐渐恢复，胃肠未通气前给予持续胃肠减压，减少胃内容物对吻合口的刺激，减轻胃张力，预防吻合口水肿及吻合口瘘。此期靠静脉供给营养和水分来维持机体的生理需要。

第2阶段：流质饮食。术后4~10天已基本度过手术创伤期，胃肠功能开始恢复，表现为肛门已排气，有食欲。停止胃肠减压，饮温开水20~30毫升，2次/日。术后第4天给清流质饮食，米汤40毫升，2次/日；第5天、米汤60~80毫升，3~4次/日；第6天，米汤、菜汁每次80~100毫升，4~5次/日；第7天，给普通流质饮食，米汤、菜汁、鸡、鸭、鱼汤等，每次100~200毫升，4~6次/日。以上需依据个体差异，酌情递增量与餐次。

第3阶段：半流质饮食。上述两个阶段无明显不适、给予米汤、藕粉、蒸蛋羹等。大约术后第10天开始、此间病人术后留置的各种引流管已基本拔除、静脉输液量渐减少、食量渐增加、应少量多餐、5~7餐/日。每次150~200毫升易消化的少渣食物为主，如大米粥、面条、面片、小馄饨、少量菜泥、豆腐脑、鱼丸等。一些食量大的病人不能急于求成、切忌大量进食、以免发生吻合口瘘。

第4阶段：软食。一般从术后第3周开始，大多数病人消化功能恢复正常，各种不适症状消失。软食是一种质软、易咀嚼、易消化、各种营养素含量充足的平衡膳食，如软米饭、发糕、馒头、各种炖、蒸、余肉类、豆制品、饺子、包子、各种嫩菜，忌食含纤维素较多的蔬菜，忌食油煎炸食品。

170. 确诊肿瘤后该如何营养？

营养良好对肿瘤患者来说尤为重要。因为疾病本身和治疗都会改变患者的饮食习惯。确诊肿瘤后，应在医生和营养师的帮助下，制定适当的营养计划，提供机体对抗肿瘤所需营养素的食物。这些营养素包括：富含优质蛋白质的鸡、鸭、鱼、肉、蛋、奶、大豆类；能量主要来源的谷类食品；适量的油脂类和富含丰富维生素、矿物质的新鲜水果和蔬菜以及适量的膳食纤维等。把一日三餐合理搭配好，每餐饮食品种要丰富。营养始终贯穿于整个抗肿瘤治疗当中，保持体力和能量，维持体重和营养素的储备、降低感染风险、促进伤口愈合和机体康复。

171. 如何知道自己的营养状况？怎么办？

食欲不好时，身体没有获得足够的热量或蛋白质。身体开始利用储存的热量和蛋白质，你会注意到脂肪和肌肉的丢失，表现在身体乏力、体重下降了。如果出现以上情况，就要注意有发生营养不良的风险，会对患者的治疗带来影响。在这种情况下可由营养师对你目前的营养状况进行评估，包括详细的膳食史、体重变化、体成分分析以及血液检测。评估诊断后，营养师会给你制订个性化的营养治疗方案。

172. 手术前体重下降怎么办？

术前体重下降，最好是在未住院之前咨询营养医师，并请专业的临床营养师进行全面的营养评估，让营养师给你制订详尽的营养计划，把营养补充好，为手术做好充分的准备。

173. 新辅助化疗在手术前如何补充营养？

新辅助化疗作为癌症综合治疗的一种方法已得到越来越多的关注，但新辅助化疗会因化疗药物的毒副作用而引起患者营养和身体状况下降，降低手术的耐受程度，因此，该期间的营养支持显得格外重要。有效地评估患者的营养状况，不仅可使我们提早认识到该问题，制订相应的预防和治疗方案，而且还可通过营养支持治疗，减轻患者痛苦，改善预后。

174. 什么时候开始加餐？

不能正常饮食，体重降低，以及治疗期间，身体经常需要额

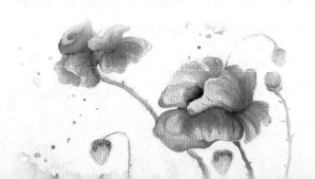

外的热量和蛋白质来帮助维持体重并尽快康复。需要按需加餐。

175. 睡眠不好的癌症患者其饮食如何调理？

肿瘤患者失眠很常见，由各种因素造成，但又是化疗的常见副作用，常伴随尿频、恶心、呕吐、疼痛及夜间盗汗。饮食上调理如下：睡前饮用温暖的不含咖啡因饮料或喝一杯牛奶加糕点或饼干。如果饮食调理欠佳，向医生或营养医师咨询有助于睡眠的药物。

176. 含铁高的食物有哪些？

动物肝脏、动物血、猪牛羊瘦肉、豆类及制品、菌类、芝麻等。

177. 含维生素 B_{12} 的食物有哪些？

主要来源于动物食品如肉类、动物内脏、鱼、禽、贝壳类及蛋类。乳及乳制品中含量少，植物性食品中基本不含维生素 B_{12}。

178. 治疗中只能吃流食，怎么补充营养？

流食可用高能量的食品，将日常的食物配比打碎成稀薄的糊状流食食用。也可食用液态营养补充品作为均衡膳食的代替品。

因为液态营养品包含各类营养素，可通过口服方式，摄取足够的热量和蛋白质。这类食品属于特殊医用食品，需要在专业的营养师指导下使用。

179. 空肠造口患者的如何选择食物？

合理营养为基础，平衡膳食为原则。首先避免一些产气及味道大的食物如萝卜、有壳豆类、洋葱、韭菜、大蒜等。胃和空肠造口饮食，各种食物搭配，应先制熟，然后用搅拌机把食物捣碎用针管缓缓推注，定时定量进食，每餐 200～250 毫升，一日 6～8 餐。除普通饮食以外，建议增加一部分特殊医用配方食品，它使患者营养更加全面。这类食品应在营养师指导下应用。

180. 肿瘤患者要忌口吗？

如果有糖尿病的患者需要忌口，高血压患者需控制盐的摄入量，过度肥胖要控制饮食，严格按照疾病要求忌口是大的方向。对肿瘤本身不主张忌口，营养跟不上，饮食不平衡，将会导致身体气血生发不够，我们的身体更衰弱，但服用中药时应根据医嘱忌口。疾病的伤害、各种治疗副作用等，免疫力会更下降，太过忌口，适得其反。患者主要忌口的是含蛋白质的食物，当然动物性食物因为是蛋白质的主要来源，应注意适量食用。患者因病施膳：如放疗时应少吃羊肉等燥热食物，应多补充水分；手术后摄入足够的营养促进伤口恢复；消化道肿瘤患者应吃易消化、少刺激的食物。

181. 放化疗导致的恶心呕吐应吃什么？

（1）可饮用清淡、冰冷的饮料，食用酸味、咸味较强的食物可减轻症状。

（2）避免太甜或太油腻的食物。

（3）在起床前后及运动前吃较干的食物，如饼干或吐司面包可抑制恶心，活动后勿立即进食。

（4）用餐时，先食用固态食物，再食用液体汤汁或饮料。

（5）避免同时摄食冷、热的食物，易刺激呕吐。

（6）少量多餐，避免空腹，胃部空空会让人恶心更严重。

（7）饮料最好在饭前 30~60 分钟饮用，并以吸管吸食为宜。

（8）在接受治疗前 2 个小时内应避免进食，以防止呕吐。

恶心、呕吐患者适宜的食物：烤馒头、花卷、包子、松糕、米饭、姜片粥、西红柿疙瘩汤、白菜炖豆腐、蒸山药土豆泥、萝卜炖肉、海参、清蒸鱼、豆腐丝、萝卜炖排骨、鲜藕荸荠汁、山楂糕、荸荠、柠檬、柑橘、米醋、酸奶、麦芽等，果汁、菜汁、淡茶水，以预防脱水。

健脾消食：山楂、萝卜、酸奶、麦芽、莱菔子。

182. 食欲不佳、厌食怎么办？

厌食的患者可以少量多餐，多调换口味花样。放松心情，适当运动，总躺着不动，食欲是不会好的。必要时可服用消化酶帮助消化，如胃蛋白酶、胰蛋白酶以及口服谷氨酰胺及一些肠内营养制剂，小体积高能量密度，以保证营养需要。

183. 手术后进行放化疗需要及时调理营养吗？

患者术后随时进行营养补充。通常术后开始经口进食到下次放化治疗时间大约有 20 天（因人而异），所以在宝贵的 3 周时间里，营养调理尤为重要，放化疗期间好的营养储备对治疗的连续性和副作用的耐受性都会强于营养不足的患者。这段时间也是进行食疗的好时机，可根据患者的体质进行进补，能够较快地达到机体营养目标的需要量。可咨询营养师来制订个体化的营养治疗方案。

184. 放化疗出现腹泻饮食如何调理？

使用益生菌补充剂。确保补充腹泻中丢失的水分和电解质。日间饮用大量清淡的不含碳酸的液体，每天 2~2.5 升。啜饮液体而不是狂欢。最好的液体是水、清茶、肉汤、稀释果汁、运动饮料、商业化生产的电解质补充饮料或自制的电解质补充饮料。饮用室温的水，这可能比饮用热的或冷的饮料更容易。

可用低纤维食物如白面包、白米、苏打饼干和煮熟的去皮土豆替代高纤维食物。避免生的水果和蔬菜，熟香蕉除外。煮熟的水果是可以的。避免摄食会导致胀气的饮料和食物如碳酸饮料、胀气蔬菜和咀嚼口香糖。

185. 缓解便秘多选用哪些食物？

没有梗阻的便秘：增加膳食纤维摄入，如果医生同意，进食高纤维和体积大的食物，如全麦面包和谷类、水果和蔬菜，以及干豆类。逐渐将这些食物添加到你的膳食中免得胀气，并目前摄入水平上逐步增加摄入直到排便正常。增加液体量摄入，目标是每天2升液体。尝试水、西梅汁、暖的果汁、茶和热柠檬。适当增加活动量。

伴有肠梗阻的便秘，低膳食纤维或低残渣膳食医嘱。不能进食高纤维膳食。每天的早餐用固体食物，晚餐用液体及软食。禁食咖啡、酒精及填充性通便剂。

186. 治疗期间白蛋白降低如何纠正？

患者白蛋白降低提示营养不良，对于术后患者，会导致手术切口延迟愈合，患者易受感染；对于放化疗患者，可能导致治疗中断。因此，应提供足够的营养成分，纠正白蛋白水平。饮食中应加强高蛋白食物的补充，如鱼、肉、蛋、奶以及大豆制品等优质蛋白食物。此外，最好使用蛋白营养补充剂——蛋白粉，更高

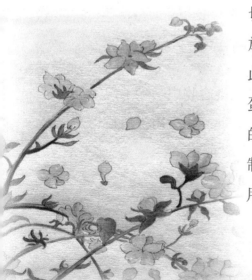

效、及时的补充蛋白质。

187. 白细胞和血小板低应该吃什么？

患者应补充高蛋白饮食，如鸡蛋、牛奶、酸奶、瘦肉、牛肉、豆制品、动物肝脏、鱼、乳清蛋白质粉等。香菇、黑木耳、红枣、阿胶、花生衣、黄花菜等平时经常吃一些。

提供几个小验方供大家参考：

（1）鸡血藤 30 克、黄芪 15 克、大枣 10 枚，煮水。

（2）大枣 50 克、花生米 50 克、玉米须少许，加少量红糖，煮水喝，煮好后把玉米须弃掉喝汤（血糖高的患者不要加糖）。

（3）牛蒡大的 1/5 根、大枣 4~5 枚、花生米约 15 克、甜杏仁约 15 克、胡萝卜 1 根，煮汤，喝汤吃肉。

配合药膳食疗粥及以上三种小验方（第 1、3 方侧重升白细胞，2 方血小板低可用）都可作为化疗期间的饮食调理。在治疗期间，患者也要根据自己的体质和季节的变化灵活掌握。

188. 患者吃肉类少，如何补充蛋白质？

蛋白质广泛存在于各种动物性和植物性食物中。除了肉类可食用牛奶、鸡蛋、豆制品来补充蛋白质。此外，食用蛋白粉也是快速、有效补充蛋白质的重要方法。

189. 汤的营养价值高吗？

一般人的观念都会觉得汤比肉更有营养，据测试，汤里所含营养只占原料的 5%～10%，多为维生素、无机盐等成分，而大部分营养成分（尤其蛋白质）仍留在渣（肉）里。肿瘤患者所需要的是肉中的蛋白质，并且大部分肿瘤患者的食量都有减少的情况发生，所以营养医生建议，要想多补充营养，应鼓励患者先吃肉再喝汤或汤和肉一起吃。

以鸡汤为例，鸡汤的营养价值并不高，鸡汤中的鸡肉比汤更容易消化吸收。溶到汤中的蛋白质也不到总数的 10%，也就是说，还有 90% 多的蛋白质仍留在鸡肉中。鸡汤里拥有的营养物质很有限，其中所含的营养物质是从鸡油、鸡皮、鸡肉、鸡骨内溶解出的少量水溶性的小分子蛋白质、脂肪和无机盐等。

190. 牛奶促进肿瘤生长吗？

不会。没有研究显示牛奶会促进肿瘤的生长，相反，牛奶营养丰富，其含有多种能增强人体抗病能力的免疫球蛋白抗体，具有防癌作用；此外，牛奶中所含的维生素 A、维生素 B_2 等对胃癌和结肠癌有一定的预防作用。"中国居民膳食指南"推荐每日饮奶量为 300 毫升，肿瘤患者饮用牛奶可补充蛋白质。

191. 牛羊鸡肉鸡蛋是发物吗？

不是，民间所谓发物的说法，其实并无确切科学依据。动物性食物因为是蛋白主要来源，应注意适量食用。这类食物含有丰富的优质蛋白质，而肿瘤患者在治疗期间非常需要蛋白质，促进细胞组织修复，所以肿瘤患者需要吃这些食物。重要的是选择新鲜、符合卫生安全的。

192. 营养支持（加强营养）会促进肿瘤生长吗？

在许多指南里面都说明，没有证据表明营养支持促进肿瘤生长，那么相反营养支持的目的是什么？营养支持不是治疗肿瘤本身，主要改善患者的营养状况，提高患者免疫功能。给予患者营养支持，营养状况改善后便于我们采取许多抗肿瘤治疗的手段。使患者生存期延长。

因此出于对营养支持会促进肿瘤生长的担心而放弃营养治疗，是没有依据的。如果患者存在需要使用营养治疗的临床指征，仍应采取营养支持治疗。

193. 进入身体的营养被正常细胞吸收多还是被肿瘤细胞吸收多？

对肿瘤患者的营养支持是疾病治疗和康复的需要，是实施各种治疗措施的保证。同正常人一样，肿瘤患者每天需要消耗一定的营养，再加上肿瘤生长的消耗与手术、放疗、化疗等治疗措施造成的大量消耗，所以肿瘤患者必须补给身体所需要的营养，而且需要的营养要比正常人多。加强对肿瘤患者的营养支持和补充，则可在改善患者机体营养状况的同时，不仅不会促进肿瘤组织的生长，反而可以抑制恶性肿瘤，增强机体的免疫功能，并可以有效配合和承受各种治疗措施，保证治疗效果，提高肿瘤患者的生活质量并延长生存期。

194. 化疗期间可以配合吃保健品吗？

化疗期间可以吃保健品，对化疗有适当的辅助作用。化疗期间，由于药物在杀伤肿瘤细胞的同时，难免会使正常的细胞受到一定损害，产生相应的毒副反应，如免疫功能下降、白细胞减少、消化道黏膜溃疡、脱发等。此时，患者宜补充高蛋白质食品，如奶类、瘦肉、鱼、动物肝脏、红枣、赤豆等。河蟹、黄鳝、黑鱼、牛肉等也有助于升高白细胞。如出现食欲不振、消化不良，可增加健脾开胃食品，如山楂、白扁豆、萝卜、陈皮等。

如果治疗反应较重，饮食以流质为主。可用菜汤、米汤、果汁及一些要素饮食。另外可以根据自身情况配合适量的保健品可以增强治疗效果，减轻患者痛苦，减轻化疗毒副作用，提高生活质量，同时也要注意日常的锻炼。

195. 每天补充一粒鱼油可以吗?

可以,鱼油中含有 ω-3 脂肪酸,它是一种多不饱和脂肪酸,这种物质人体无法自己合成,需要饮食摄入。腹部大手术患者最好接受 5~7 天含免疫调节物质 ω-3 脂肪酸的肠内营养。当患者出现进行性、非自主体重下降时,补充 ω-3 脂肪酸可有助于稳定体重,还有证据认为可减轻化疗副反应。

196. 冬虫夏草、灵芝孢子粉能吃吗?

冬虫夏草和灵芝孢子粉多见于传统医药学典籍记载,此类中医药保健品在我国有悠久的使用历史,广泛应用于各种疾病的治疗中,虽然如此,他们却不属于肿瘤营养治疗手段,患者并不能依靠服用冬虫夏草和灵芝孢子粉来代替营养治疗。冬虫夏草、灵芝孢子粉等保健品中缺乏大量的糖类、蛋白质、脂类等主要基础营养元素,因此无法提供充足的能量供给机体以完成人体代谢。

197. 肿瘤患者有没有必要每天吃海参?

海参是珍贵的食品,也是名贵的药材。有滋阴血,润内燥之功效。现代研究表明,海参具有提高记忆力、防止动脉硬化、糖尿病以及抗肿瘤作用。患者可根据经济条件和体质选择。1 周吃 3~4 次即可。

198. 放化疗期间能吃生蒜吗？

大蒜属辛辣食品，对阴虚火旺者以及有眼疾、口腔、胃有溃疡的患者不宜食用，以免加重对患处的刺激。大蒜有杀菌和抗肿瘤作用，如果患者作为口味调剂，适当地吃一些是可以的。

199. 加工的熟肉制品能吃吗？

熟肉制品加工过程中可能添加了很多的原辅材料、添加剂等，存在很多的质量安全隐患，同时又由于运输、储存的环节，可能导致微生物滋长。所以还是建议吃新鲜的，自己烹调的肉类为好。在治疗期间，如果食欲不佳，可适量食用调剂口味。

200. 泡菜、酸菜能吃吗？

当年腌好的酸菜可以调剂口味吃，每周可吃 1~2 次。泡菜经过发酵后含有乳酸菌，对身体是有益的，可以吃，但食物要多样化，每天要吃新鲜的蔬菜为好。

201. 蔬菜水果每天吃多少？

按照我国居民膳食指南中显示：

（1）水果类：每天 200~400 克。

（2）蔬菜类：每天 300~500 克；蔬菜中尤以颜色深的绿色、橙色菜的营养丰富，每天最好选用五种以上的蔬菜，总量为 300~500 克。

202. 如何补充蔬菜水果摄入不足？

蔬菜富含维生素、矿物质、膳食纤维及抗氧化的作用，可以形容为"抗癌尖兵"。每天要有一定量的蔬果，对患者是有益处的。肿瘤患者在各种治疗中，尤其是放化疗中会造成食欲不振，吞咽困难等副作用，蔬菜水果摄入量不足，可以把蔬果打成汁来补充。如果确实摄入困难，可以用复合维生素矿物质片剂以及膳食纤维来补充。

203. 水果和蔬菜能否互相替代？

不能，蔬菜特别是深色蔬菜的维生素、矿物质、膳食纤维等含量高于水果，水果的碳水化合物、有机酸和芳香物质比蔬菜多。古代养生理论提出的"五菜为充，五果为助"，可见祖辈们早就知道蔬菜和水果的营养价值它们是不能互相替代的。

204. 蔬菜生吃好还是熟吃好？

蔬菜生吃熟吃各有利弊，需要根据蔬菜种类进行分类。如蔬菜中所含的维生素 C 及一些生理活性物质，就很容易在烹调中受到破坏，生吃一些西红柿、洋葱、黄瓜等可以最大限度地获得好处。不能生吃的蔬菜，如颜色呈绿或橙黄的蔬菜含有丰富的胡萝卜素、叶黄素、番茄红素等，最好能熟吃。这样机体能够充分的利用和吸收。能生吃的菜就生吃，不能生吃的菜，不要炒得太熟，尽量减少营养的损失。

205. 治疗期间为增加食欲可否吃辣椒？

辣椒作为蔬菜和食品调料，在我国具有悠久的食用历史。研究表明：辣椒具有增加食欲、振奋精神、促进血液循环、强胃健脾等功效，辣椒中含有的辣椒素还具有镇痛作用，但过多食用会刺激肠壁，引起腹部不适。因此，如能增加食欲，对胃刺激不大，感受良好的话，可以适量吃。建议吃新鲜的辣椒并在烹调时加一些偏凉或寒的食物以中和食物的性味，如苦瓜、黄瓜等。

206. 出院后饮食注意什么？

合理安排饮食，选择多种多样的食物，尽量每天食用足量的水果和蔬菜；根据患者患病部位选择五谷杂粮；每次购物时，都选择一种新的水果、蔬菜、低脂食物或全麦食物；限制红肉的摄入，每周不超过 4 次，每次食用 50～80 克，增加鱼、鸡、鸭、大豆及制品等优质蛋白质的摄入；避免腌制的、烟熏的及油炸的食物；选择低脂奶和奶制品；饮食注意卫生；如果饮酒需经主治医生或营养师的同意。如果已超重，可考虑降低热量和增加活动量来减轻体重。选择你喜欢的活动。

207. 康复期肿瘤患者如何食疗？

与营养医生确认你的食物或膳食禁忌。请营养师帮你制订一个营养均衡的饮食计划。由于患者经过一段时间的治疗，身体损耗很大，根据体质可选一些食疗药膳来调理机体，可选一些补气药膳：黄芪炖乳鸽、人参黄芪烧活鱼、西洋参莲肉汤、山药炖鸭块、山药汤代茶饮；补血食疗膳食：当归炖母鸡、牛肉红枣汤，菠菜猪肝粥等；养心安神食疗膳食：柏子仁炖猪心、冰糖龙眼莲子枣仁江米粥、百合粥等；滋补肾阴食疗膳食：枸杞子炖甲鱼、葱烧海参等。多吃蔬菜和水果；粗细粮搭配；不提倡饮酒；吃一定量的蛋白质食物；少吃高脂食物少吃盐；可适量添加营养补充剂。

208. 康复期可以饮酒吗？

不提倡饮酒，如果饮酒，需征得医生或营养师的同意。

209. 为减少副作用，如何协调饮食与化疗的时间？

化疗用药当天，将早餐提前、晚餐推后，拉开反应时间，可避免或减轻发生恶心、呕吐等消化道反应。另外，化疗期间要采取早餐进食清淡的食物，量取平时的一半，1~2小时后进行静脉化疗，可有效减轻化疗所致的恶心症状。如果恶心、呕吐、食欲差等反应较重可请医生开些对症的药物。

210. 吞咽困难选择什么食物好？

正餐或点心尽量选择质软、细碎的食物，例如：绞肉泥、蒸蛋等并以勾芡方式烹调，或与肉汁、肉汤等同时进食可帮助吞咽，亦可制成较滑口的形态，如：果冻类、布丁类、泥糊状、液态类。如果不能摄入足够食物以满足需求，请使用肠内营养补充剂。

211. 食欲不好怎么办？

少食多餐，提供高热量、高蛋白饮食、点心、饮料或尝试用各种温和的调味料，经常变化烹调方式与形态，注意色、香、味的调配以增加食欲。尽量少由患者自己烹调油腻的食物，否则可能影响食欲。用餐前做适当的活动或使用少许开胃、助消化的食物如山楂、鸭肫、谷麦芽、萝卜、山药、刀豆、酸奶等。如果没有改善，主管医生会给你服用增加食欲的药物，或补充适量的维生素、矿物质。

212. 味觉改变如何调理？

肿瘤通常会降低味蕾对甜、酸的敏感度，增加对苦的敏感。糖或柠檬可加强甜味及酸味，烹调时可多采用。避免食用苦味较强的食物，如芥菜等。选用味道较浓的食品，例如：香菇、洋葱等。为增加肉类的接受性，在烹调前，可先用少许酒、果汁浸泡或混入其他食物中食用。经常变换食物质地、菜色的搭配及烹调方法等以增强嗅觉、视觉上的刺激，弥补味觉的不足。若觉得肉类具有苦味，可采用冷盘方式或用浓调味来降低苦味，亦可用蛋、奶制品、豆类、豆制品或干果类取代之，以增加蛋白质摄取量。

213. 口干如何营养调理？

为降低口干的感觉可口含冰块、咀嚼口香糖、饮用淡茶、柠檬汁或高热量饮料等，避免调味太浓的食物，如太甜、太咸、太辣的食物；含酒精的饮料亦应避免。食物应制成较滑润的形态，如果冻、肉泥冻、菜粥等；亦可和肉汁、肉汤或饮料一起进食，有助于吞咽。可食用多汁的水果如梨、马蹄、藕、桃、苹果、瓜类等。常漱口但不可滥用漱口药水，保持口腔湿润，防止口腔感染，亦可保护牙齿。避免用口呼吸。

214. 腹痛腹胀的饮食措施有哪些？

避免食用粗糙、多纤维、易产气的食物，如豆类、洋葱、韭菜、萝卜、牛奶、碳酸饮料等。避免食用刺激性的食品或调味品。少量多餐好于一日三餐。食物温度不可太热或太冷。

215. 产生腹胀后怎么办？

避免食用易产气、粗糙、多纤维的食物，如豆类、洋葱、马铃薯、牛奶、碳酸饮料等。正餐中不要喝太多汤汁及饮料，最好在餐前 30~60 分钟喝。少量多餐，勿食口香糖，进食时勿说话以免吸入过多的空气。轻微运动或散步可减轻腹胀感。亦可加强腹部按摩。

216. 便秘如何营养调理？

选用含纤维质多的蔬菜、水果、全谷类、麸皮、红豆、绿豆等食物。多喝水或含渣的果菜汁、果汁（连渣）。早晨空腹喝一杯温开水、柠檬水或梅干汁，有助排便。放松紧张、忧郁的情绪，做适度运动，并养成良好的排便习惯。

217. 营养好不好如何判断？

患者大概可以自行判断，一是看最近食量有没有减少；二是看体重。

由于治疗或其他原因最近饮食量减少了，有的比原来少了1/3，有的减少了一半，出现这种情况的原因可能与治疗有关，影响了进食。这种情况患者要向主管医生说明或咨询临床营养师，求得他们的帮助，用改变饮食质地或增加口服营养补充来改善营养，增强体质，顺利完成抗肿瘤的治疗。

体重也是反映营养好坏直观的指标（前提是没有水肿或水潴留）。体重下降，反映的是有一段时间你的饮食摄入不足了，不要等到体重下降了再重视自己的营养。从饮食开始减少就要重视。

患者也可简单地用这个公式计算：身高-105＝得到的值，和你现在实际体重相比较，就能看出体重是不是达标，如身高160-105＝55公斤，±10%都正常，也就是49.5~60.5公斤都算正常。也可用 BMI＝体重（公斤）÷身高^2（米^2），正常值18.5~23.9。简单自评后，大概能看出有没有营养不足。但为了更客观的判断是否存在营养不良风险，临床营养师要通过全面的营养评估，根据评估结果进行营养诊断。如果患者存在营养不足，会给患者进行营养指导并制订个体化的饮食及营养治疗方案。

218. 手术后准备化疗或放疗的患者何时加强营养？

肿瘤手术的目的是将肿瘤病灶清除，一般术后还需要进行放疗和化疗等辅助手段来提高治疗疗效。根据手术部位的不同恢复饮食的时间也不同。大部分患者恢复常规饮食从手术后到放化疗开始，这当中有三周的时间可以进行营养调理，逐渐达到机体的营养需要量，为放化疗做好营养储备。这时也是进行食疗的好时机，鼓励患者多进食。如果患者发生进食或营养方面问题时，最好咨询营养师请他帮助提供适合你营养需要的膳食方案。

219. 流食、半流食都包括哪些？

（1）流质可选用的食物：浓米汤、嫩蛋羹、牛奶、豆浆、香蕉牛奶、木瓜牛奶、浓藕粉、果汁、菜汁、各种肉汤类、特殊医用配方食品等。

（2）半流质可选用的食物：各种粥类、面条、馄饨、面包、蒸蛋羹、蛋花汤、卧鸡蛋、蛋糕；各种奶类、豆浆、豆腐脑、鸡蛋烩豆腐；鲜果汁、果泥、果冻、瓜类、香蕉、鲜柑橘类；菜泥、少纤维的蔬菜制软制烂；嫩肉丝、鱼丸、虾丸等。

220. 对化疗药物引起的不良反应的饮食及对策？

（1）肢体麻木：除了使用医生开的营养神经药物——B 族维生素进行补充外，在饮食调理上应增加维持和保护神经系统作用的食物：动物肝脏、牛肉等肉类、鸡蛋、奶、鱼卵、酵母、米糠、麦麸、全麦、燕麦、黄豆、豇豆、豌豆、核桃、花生、菠菜、小白菜、油菜、茼蒿、红苋菜、茴香、芹菜、西红柿、竹笋、香蕉等。避免进食生冷食物；避免接触寒冷物体并注意保暖和肢体按摩。

（2）疲劳和乏力：对神经组织和精神状态有良好影响的食物：多食一些优质蛋白的食物如肉、蛋、奶、鱼等，如果对这些食物吃得不足，可加一些乳清蛋白质粉补充，以及新鲜的蔬菜和水果，同样如果摄入的不足，可做成蔬果汁补充，患者耐受性会好些。还可适当用一些补血益气的药膳如阿胶、黄芪、党参、当归、大枣、山药等配一些食材食疗。

（3）贫血（血红蛋白<110克/升）：肉类选择红肉，如猪肉、牛肉、羊肉，各种肝类含铁质丰富，吸收率高；蔬菜水果富含丰富的维生素C，可以帮助铁质的利用，含维生素C较高的水果有：猕猴桃、柠檬、柑橘、鲜枣、刺梨、山楂等；水果在餐后半小时至1小时内进食比较有利铁质的吸收利用；严重时应遵医嘱补充。

（4）肝肾功能损害：改善肝肾功能的食物有：肉、鸽、鸽子蛋、乌鸡、鱼、贝类、奶、红小豆、黑豆、水芹菜、芦笋、紫甘蓝、胡萝卜、小米、莲子、苦瓜、冬瓜、木瓜、柑、山楂、栗子、枸杞子等。

221. 化疗患者需注意补充哪些维生素和矿物质？

化疗患者饮食需多样化，营养需搭配得当，多补充多种维生素与水果。化疗会造成叶酸的缺乏，多摄入含叶酸多的食物如动物肝、蛋、绿叶蔬菜、柑橘、香蕉等；化疗可致神经损伤，引起的症状有腿脚疼痛以及肌肉无力、发痒、失去知觉等。治疗方法包括补充维生素E、B族维生素和谷氨酰胺；锌、钙和镁。化疗引起的具体症状需根据医生的建议补充多维片。

222. 化疗后口腔有异味怎么办？

化疗或其他药物以及口腔放疗会导致味觉改变。有些人完全丧失味觉，而另外一些人会有味觉上的改变，甜的和咸的感觉会被放大。使用酸味如柠檬汁和甜味会对苦味和金属味（有金属味的患者应尽量避免使用金属器皿）有效。如食柠檬糖或薄荷糖或咀嚼口香糖。餐前用小苏打水和盐制成的漱口水清洁口腔，保持口腔清洁，刷牙。服用谷氨酰胺、锌、维生素 D 补充剂，经过验证对肿瘤治疗期间的味觉改变是有效的。

223. 化疗期间的饮食如何调理？

（1）化疗前和两次化疗间期阶段

患者表现特点：食欲基本正常，消化、吸收正常无发热，这期间是患者补充营养的最佳时期——不存在化疗反应，饮食正常。良好的营养可以增强免疫力，提高化疗的抗不良反应能力。从饮食安排上基本以普食为主。

原则：高热量、高蛋白、高维生素；高铁（缺铁性贫血）、适量脂肪；三餐为主，适当加餐。

要求：饮食热量必须充足能维持体重或增加体重，蛋白质应高于普通正常人，且 1/2 应来源于优质蛋白（肉、禽、蛋、奶）；应多食用含铁、叶酸、维生素 C 高的食物如动物肝脏、瘦肉类、肾脏、蛋及酵母和绿叶蔬菜、香蕉、柑、橘、橙、柚、猕猴桃、鲜枣、刺梨等；膳食以清淡为主，少食油类和脂肪高的食物，避免煎炸食物。多食蔬菜、水果（蔬菜 500 克左右，水果 200~400 克）。

（2）化疗初始阶段

患者表现特点：有可能出现食欲不振、口腔溃疡、胃部灼热、轻微腹痛腹泻等。虽然开始出现化疗不良反应，但患者仍可以进食，应尽可能补充营养。饮食可采用半流食（参考半流食举例）。

（3）化疗反应极期阶段

患者表现特点：出现严重不良反应，恶心、呕吐加重，口腔、消化道溃疡严重，腹痛、腹泻严重，甚至出现发热。已无法正常进食，或者出现进食抵抗。营养维持阶段，仅提供少量热量及营养，作用为保护胃肠道功能，如反应时间超过 3 天，应接受胃肠外营养支持。饮食安排上采用流食，可随意饮食。

224. 某些化疗药物会引起尿酸升高，如何调理饮食？

化疗药物的应用致使大量的白细胞破坏，核蛋白转化率增加，血液中尿酸增加，引起高尿酸血症。化疗过程中注意观察尿量和尿色的变化。鼓励患者多饮水，保证每日充足的液体摄入，使患者每日尿量>2500 毫升，以加速尿酸的排泄。除遵医嘱给予药物外，在减少尿酸盐结晶沉淀基础上给予患者低嘌呤饮食，以少荤多素、宜碱忌酸、宜清淡忌味重为原则，多吃蔬菜、水果、谷类，如牛奶、鸡蛋、海蜇、海藻、海参、米、小米、面、麦片、藕粉、核桃、杏仁、花生、百合、莲子等含嘌呤较少的食物，忌食动物内脏、海鲜、贝类等富含嘌呤的食物，少喝荤汤等，以减少尿酸的形成。

附：结直肠癌患者推荐食谱

一、手术前食谱

1. 软食

🍴早餐：面包 1 两

　　　　鸡蛋 1 个

　　　　牛奶 250 毫升

　　　　拌双花木耳（白绿菜花各 25 克，干木耳 1 克，木
　　　　耳泡发，然后几种食材焯一下，调味即可）

🍴午餐：软米饭 2 两

　　　　熘肉片莴笋胡萝卜（瘦肉 75 克，莴笋 50 克，胡
　　　　萝卜 25 克）

　　　　炒白菜豆腐（白菜 150 克，豆腐 75 克）

🍴加餐：火龙果 1/4 个或苹果 1 个（中等大小）

🍴晚餐：山药百合粥 1 碗（大一点的碗）

　　　　清蒸鱼（鱼 150 克）

　　　　蒜蓉油麦菜（烂）（油麦菜 200 克）

注意事项：术前如有梗阻应禁食，半梗阻应选择质软的流食
或少渣半流质饮食。

2. 少渣半流食

🍴早餐：大米粥 1 碗（中等大小，米 50 克）

煮鸡蛋 1 个

面包 1~2 片

🍴上午加餐：苹果 1 个（去皮中等大小）

🍴午餐：肉馄饨 1 碗（250 克，肉 75 克）

虾仁冬瓜（虾仁 50 克，冬瓜 150 克）

🍴下午加餐：果蔬汁 250 毫升（过箩）（根据患者口味选择果蔬）

🍴晚餐：鸡蓉碎菜粥 1 碗（250 毫升）（鸡肉 50 克，大米 50 克，菜叶 30 克先焯一下再切碎）

蒸茄泥

3. 流食

🍴早餐：蒸嫩蛋羹 1 个

牛奶 250 毫升

🍴上午加餐：果汁 200 毫升

🍴午餐：肉末胡萝卜米糊 250 毫升（婴儿米粉 50 克或煮熟粥后用捣碎机捣碎）

乌鸡汤 200 毫升

🍴下午加餐：果蔬汁 200 毫升

🍴晚餐：肉菜泥米糊 250 毫升（婴儿米粉 50 克或煮熟粥后用捣碎机捣碎）

🍴晚加餐：浓藕粉 15 克（200 毫升）

二、手术后食谱

1. 术后清流食（术后 3 天左右）

🥄 早餐：稀米汤 250 毫升

🥄 上午加餐：果子水 250 毫升

🥄 午餐：稀藕粉 5 克（250 毫升）

🥄 下午加餐：胡萝卜番茄菜水 250 毫升

🥄 晚餐：去油鸡汤 250 毫升

🥄 晚餐加餐：苹果水 250 毫升

2. 术后无渣流食（术后 5 天左右）

🥄 早餐：浓米汤 250 毫升

🥄 上午加餐：藕粉 10 克（250 毫升）

🥄 午餐：肉泥米糊 250 毫升

🥄 下午加餐：果子水 250 毫升

🥄 晚餐：婴儿米糊 250 毫升

　　　　甲鱼汤

🥄 晚加餐：杏仁霜 10 克（250 毫升）

3. 术后少渣半流食（术后 1 周左右）

🥄 早餐：果酱包 1 个

　　　　豆腐脑 1 碗（200 毫升）

🥄 加餐：蛋糕 1 块

🥄 午餐：鸡丝龙须面 1 碗（250 毫升，鸡肉 25 克，面条 50
　　　　克）

　　　　蒸白菜肉卷加汁（肉选择瘦肉部分 50 克，白菜叶
　　　　200 克，整片菜叶过热水，软后卷肉上锅蒸，出锅
　　　　浇汁即可）

🥄 晚餐：南瓜粥 1 碗（250 毫升，南瓜 30 克，米 40 克）

鱼丸烩冬瓜（鱼肉 50，冬瓜 150 克）

4. 术后少渣软食（术后 2 周左右）

🥄早餐：豆沙包 1 两

　　　　鸡蛋 1 个

　　　　牛奶 250 毫升

🥄上午加餐：银耳莲子枸杞羹（干银耳 2 克，莲子 5 克，枸杞子少许）

🥄午餐：软米饭 2 两

　　　　番茄鸡片黄瓜（鸡肉 75 克，番茄酱 10 克，黄瓜 15 克）

　　　　蒸茄泥（茄子 200 克，麻酱少许）

🥄加餐：苹果 1 个（中等大小）

🥄晚餐：椒盐蒸饼 2 两

　　　　香菇蒸鱼块（鱼 150 克粗重，干香菇 2 克）

　　　　上汤娃娃菜（娃娃菜 200 克）

注意事项：术后饮食宜采用低脂饮食，全日烹调油在 20 克以下，就是两茶勺。

三、结直肠癌伴高血压的营养食谱

🥄早餐：豆包 1 两

　　　　蒸蛋羹 1 个

　　　　拌金针菇（金针菇 50 克，金针菇焯一下，调味即可）

🥄加餐：苹果或香蕉 1 个（中等大小）

🍶午餐：二米饭 2 两（大米、小米）

　　　　清炒虾仁（虾仁 75 克，配料）

　　　　菜心木耳（菜心 200 克，干木耳 1 克）

　　　　番茄豆腐汤（豆腐 50 克，番茄酱少许）

🍶下午加餐：柚子或葡萄 150 克（柚子两瓣或葡萄 10 粒）

🍶晚餐：金银卷 2 两

　　　　清蒸鱼（鱼 160 克粗重）

　　　　蒜蓉油麦菜（油麦菜 200 克）

　　　　冬瓜香菜汤（冬瓜 50 克，香菜少许）

🍶晚加餐：牛奶 250 毫升

四、结直肠癌伴高血脂的营养食谱

🍶早餐：椒盐花卷 1 两

　　　　豆腐脑 1 碗（300 毫升）

　　　　煮鸡蛋 1 个

🍶上午加餐：鸭梨 1 个（中等大小）

🍶午餐：荞麦面馒头 2 两（荞麦 30 克、面粉 70 克配比）

　　　　鸭肉三丝（鸭肉 75 克、莴笋 50 克、胡萝卜 20 克）

　　　　油菜香菇（油菜 200 克，干香菇 5 克）

🍶下午加餐：猕猴桃 1 个

🍶晚餐：二米饭 2 两

　　　　清炖鸡块魔芋（鸡块 130 克，魔芋 15 克）

　　　　芦笋豆芽（芦笋 150 克，豆芽 50 克）

五、结直肠癌便秘的营养食谱

🍙早餐：麦片豆浆粥 1 碗（250 毫升）

全麦面包 1 片

拌桃仁菠菜（菠菜 75 克，核桃仁 10 克，菠菜焯

一下过温水，和桃仁调味一起拌即可）

🍙加餐：苹果酸奶（苹果 1 个、酸奶 200 毫升）

🍙午餐：红豆饭 2 两（红豆 15 克，米 85 克）

三鲜鸡腿菇（鸡蛋 35 克，肉 50 克，鸡腿菇 50

克）

清炒茼蒿木耳（茼蒿 200 克，干木耳 2 克）

西红柿蛋汤（西红柿 40 克，鸡蛋 30 克）

🍙下午加餐：香蕉（熟一些的）

🍙晚餐：糙米饭 1~2 两

汆小丸子萝卜香菜（瘦肉 50 克，白萝卜 100 克，

香菜少许）

西兰花俏胡萝卜（西兰花 200 克，胡萝卜少许）

芋头鸭汤（芋头 75 克）

六、结直肠癌腹泻的营养食谱

🍙早餐：大米莲子粥 1 碗（中等大小，大米 50 克，莲子 20

克）

蒸嫩鸡蛋 1 个

🍙上午加餐：酸奶（最好有益生菌的）

午餐：龙须面碎菜叶甩鸡蛋（面50克，鸡蛋30克，去皮西红柿20克）

清蒸黄鱼（黄鱼150克粗重）

下午加餐：蔬果汁250毫升（过细箩）

晚餐：山药大枣粥（煮熟后枣皮弃掉，山药40克，大枣3枚，大米50克）

氽小丸子冬瓜香菜（瘦肉50克，冬瓜150克，香菜少许）

晚加餐：全营养素250毫升（特殊医用配方食品）

七、结直肠癌贫血的营养食谱

早餐：龙眼大枣阿胶粥1碗（阿胶有5克即可）

鹌鹑蛋3个

牛奶200毫升

加餐：全营养素150毫升（特殊医用配方食品）

面包（两片）

午餐：枣糕2两

红烧牛尾玉兰片（牛尾180克，玉兰片40克）

香菇炒菜花（干香菇5克，菜花200克）

加餐：橘子1个（中等大小）

晚餐：紫米面发糕2两

清蒸鱼（鱼180克粗重）

炒木耳黄花油菜（干木耳2克，黄花5克，油菜200克）

🥄晚加餐：牛奶+饼干2块（或其他的点心）

八、结直肠癌低嘌呤营养食谱

🥄早餐：低脂牛奶250毫升

　　　　小米百合粥1碗（中等大小）

　　　　拌黄瓜海蜇丝（黄瓜60克，海蜇15克，两种食材调味拌即可）

🥄午餐：米饭2两

　　　　清炒鸡丁莴笋胡萝卜丁（鸡肉50克，莴笋75克，胡萝卜20克）

　　　　拌菠菜木耳（菠菜150克，干木耳1克）

🥄加餐：苹果1个（中等大）

🥄晚餐：花卷2两

　　　　西红柿炒蛋（一个蛋黄，两个蛋清，西红柿100克）

　　　　冬瓜香菜（冬瓜200克，香菜少许）

注意事项：①高尿酸患者急性发作期，最好完全从蛋类、奶类及奶制品摄取蛋白质。鸡肉在烹调前，先用凉水下锅焯一下。②非发作期也不选择动物内脏及浓汤类食物，鱼类也要有选择。肉类可适量摄入一些，以维持良好的营养状态。③低脂饮食，以防止油脂摄取太多而阻断尿酸的排出。注意多饮水。

九、结直肠癌伴糖尿病的营养食谱

🥄早餐：金银卷1两

豆浆 250 毫升

鸡蛋 1 个

拌芹菜海带银牙（芹菜 30 克，海带 20 克，豆芽 25 克，三种食材焯一下调味拌即可）

🍽 午餐：荞麦米饭 2 两

虾仁豆腐（虾仁 50 克，豆腐 75 克）

蒜蓉油麦菜（油麦菜 250 克）

🍽 下午加餐：苹果 1 个（中等大小 200 克）

🍽 晚餐：紫米发糕 1 两

溜鸡片山药木耳（鸡肉 50 克，山药 30 克，干木耳 2 克）

素炒茄丁西红柿（茄子 150 克，西红柿 75 克）

温馨提示：每日要吃够 1 斤蔬菜，水果 4 两（如果血糖波动较大，可用西红柿或黄瓜替代水果）。

以上糖尿病饮食仅作为参考，如果您的血糖控制不好，找营养师咨询，会给您一个个体化的指导。

十、结直肠癌放疗营养食谱

🍽 早餐：薏仁米绿豆粥 1 碗（中等大小，薏米 30 克，绿豆 5 克，米 20 克）

糊塌子 1 个（西葫芦 30 克、面 50 克、鸡蛋 30 克）

煮鸡蛋 1 个

🍽 上午加餐：酸奶（最好有益生菌的）

午餐：软米饭 1~2 两

莲藕老鸭汤（莲藕 80 克，老鸭腿 120 克）

炒茄子西红柿（茄子 150 克，西红柿 50 克）

下午加餐：蔬果汁 250 毫升

晚餐：小花卷 1 个

山药大枣白扁豆粥（煮熟后枣皮弃掉）

冬瓜龙骨汤（冬瓜 100 克，脊骨 150 克）

口蘑炒瓜片（黄瓜 100，口蘑 50 克）

晚加餐：全营养素 250 毫升（特殊医用配方食品）

十一、结直肠癌化疗营养食谱

早餐：薏仁米莲子大枣阿胶粥（阿胶 3~5 克即可，薏米 30 克，莲子 5 克，大枣 3 枚，米 20 克）

茶鸡蛋 1 个

豆浆 1 杯（250 毫升）

上午加餐：果蔬汁 250 毫升

午餐：小米海参粥 1 碗（中等大小，小米 50 克，海参 1 根）

发糕半两至 1 两

枸杞子乌鸡汤（乌鸡 130 克，枸杞子少许）

清炒小白菜胡萝卜（小白菜 200 克，胡萝卜少许）

下午加餐：坚果 10~15 克（一小把）

晚餐：菠菜猪肝粥 1 碗（中等大小，猪肝 15 克，菠菜 15 克）小豆包 1 两

红烧海鱼（鱼 120 克粗重）

🍴 晚加餐：牛奶 250 毫升+饼干 2 块（或其他小点心）

注意事项：化疗食谱中有汤类菜，最好先吃肉最后少喝汤或不喝汤，以免影响进食量，或造成恶心症状加重。

十二、温馨提供食疗方

1. 结直肠癌患者除积极的治疗外，还应该注意饮食的营养和调配，针对化疗、放疗后的患者，贫血、白细胞低、精神疲倦、头晕、视物模糊、心悸气短、毛发不泽或易脱落，羸瘦萎黄等症。

【食疗方】当归 3 克、黄芪 5 克、熟地 3 克、砂仁 2 克、枸杞子 3 克、紫米 15 克、大米 15 克、小米 20 克、花生米 15 克、红小豆 10 克、小枣 25 克。

【食疗功用】补气养血、开胃和中，提高机体免疫功能、强身抗癌等功效。

我们随机对几十例放、化疗患者进行了观察，都不同程度地改善了症状，白细胞升高。

【具体做法】把中药备齐煎至 100 毫升去渣待用，把粥煮至 8 成熟后，汤药倒进粥里直至煮熟。每天坚持喝 1 到 2 碗，这样效果较好，也可随自己的喜好或甜或咸。

2. 针对放射治疗的患者咽干、咽痛、口腔糜烂、吞咽困难、大便燥结等症状，应用食疗清咽润燥粥后，自主症状明显减轻。

【食疗方】生地 3 克、元参 3 克、麦冬 3 克、陈皮 2 克、银耳 3 克、山药 10 克、大米 25 克、小米 25 克。

【具体做法】把生地、元参、陈皮煎成100毫升汤药，过箩弃渣备用，把银耳、山药切碎，用无油干净的锅把水（大约800毫升水）烧开放入小米、大米、银耳、山药和煎制的汤药一起煮，煮熟后（大约剩300毫升）就可食用。如果用高压锅或电饭煲煮，效果更好，口感更细滑，便于吞咽。它具有清热解表、利咽、滋阴润燥、健脾和胃、润便等功效。

3. 自制蔬菜汁

【做法】把胡萝卜3两、西红柿3两、小白菜3两、油菜3两等蔬菜备好，洗净；然后锅内放水500毫升烧开，随即把蔬菜切成小块放入锅中，再放10克（1茶勺）植物油，盖上盖，等烧开后再煮2~3分钟关火，不打盖放置温凉后，用捣碎机捣碎过细箩，一杯营养的蔬菜汁就做成了。

这款蔬菜汁经营养专家们鉴定，维生素、矿物质等营养成分丰富，可以推荐给患者饮用。

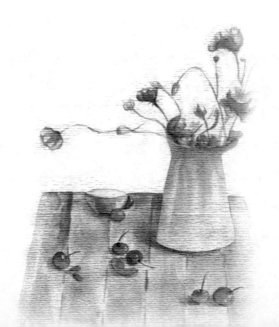

三、用 药 篇

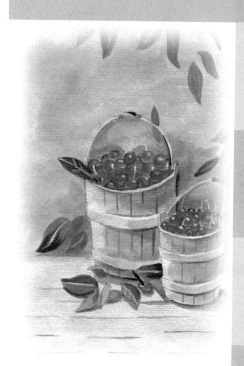

225. 肿瘤患者同时吃多种药，需要注意什么？

临床上，有些癌症患者需要同时吃几种药，平时服药种类多的人要注意以下几点：①多种药物之间可能存在药物相互作用，应咨询医生或药师如何正确服用这些药物；②选用复方药：如果没有特殊禁忌，可选用复方药；③小病别擅自加药：慢性病药物多需长期使用，服药种类相对固定。擅自增加用药种类，还可能造成两种药物共有的成分过量，引起不良反应；④保健品不能贪多：正规保健品能起到一定的辅助治疗效果，但也可能和药物发生相互作用危害身体。总之用药时应严格遵医嘱，并注意观察是否出现严重皮疹、恶心、呕吐等症状，必要时就诊，在医生指导下调整用药方案。

226. 中药能治疗肿瘤吗？

我们应正确认识中药在治疗肿瘤中的作用。中医药可以提高病人免疫功能，抑制或杀灭癌细胞，减轻放化疗毒性，提高放化疗效果，减轻痛苦，改善生活质量，是肿瘤综合治疗的一部分，应与手术、放疗、化疗等综合应用，使肿瘤治疗效果最佳化。

227. 患者在化疗期间可以吃中药吗？

无论是化疗药还是抗肿瘤中药，药物的代谢主要通过肝脏或肾脏进行，如果同时服用，可能导致肝肾功能损伤，还可能加重其他不良反应发生的频率和程度。因此，为使患者安全、顺利地完成化疗疗程，不建议自行服用中药。但患者可在手术后、放疗及化疗间歇，在医生指导下服用中药进行辅助治疗。

228. 治疗肿瘤服用汤药好还是中成药好？

古人云："汤者，荡也"。荡就是扫荡，荡涤的意思。所以汤剂的特点是药力大，易吸收，见效快。尤其适用于对急症和重症疾病的治疗。如果是成药的话，那就适合一些慢性的或者疗程比较长的疾病。而且成药比汤药要方便，更易于长期服用。比如现在很多浓缩丸，就是丸剂，"丸者，缓也"，药力和缓而且持久。还有一个作用就是使药力较猛的药物在治疗疾病的同时尽可能降低对人体正气的损伤。因为有很多中药材是具有毒性的，通过炮制能降低它的毒性，如果再做成丸剂，那么通过丸剂这种和缓的功效，又能让药物不对人体造成伤害。

229. 什么是靶向药物？

肿瘤细胞能够无限增殖，在细胞生长的过程中表面会产生一种受体，这种受体在正常细胞上也有，但数量比肿瘤细胞上的少很多，这种受体所介导的一系列信息传递过程促进了肿瘤细胞的增殖。靶向药物就是作用于这些受体和信号传导的过程，从而阻止肿瘤细胞的增殖而不会或很少影响正常组织的一类药物。

230. 靶向药物主要有哪些副作用？

与化疗药物常见的血象降低、胃肠道反应等副作用不同，靶向药物常见的副作用为皮肤反应、腹泻、心脏毒性、出血、高血压等。严重不良反应包括间质性肺病等。

231. 靶向药物在结直肠癌治疗中的作用？

用于结直肠癌治疗的靶向药物有两种，分别是贝伐珠单抗和西妥昔单抗，贝伐珠单抗需要与氟尿嘧啶联合使用，而西妥昔单抗一般与伊立替康联合使用，二者均用于转移性结直肠癌的治疗。贝伐珠单抗是人源化的抗-VEGF（血管内皮生长因子）单克隆抗体，能够抑制肿瘤血管的生成，从而切断肿瘤的营养来源；而西妥昔单抗是 EGFR（表皮生长因子受体）的拮抗剂，它能切断肿瘤生长信号的传导，从而发挥抗肿瘤的作用。

232. 贝伐珠单抗的不良反应有哪些？

研究表明，贝伐珠单抗发生频率最高的药物不良反应包括高血压、疲劳或乏力、腹泻和腹痛，较严重的不良反应是胃肠道穿孔、出血、动脉血栓栓塞。

233. 使用贝伐珠单抗有哪些注意事项？

使用贝伐珠单抗可能出现胃肠道穿孔，其发生率在 0.3%~2.4%，所以如果患者在用药中出现腹痛应考虑胃肠道穿孔的可能，对穿孔的患者应永久停用此药。使用贝伐珠单抗可能增加手术并发症并且不利于术后伤口愈合，所以手术前至少应停药 28 天，待手术后 28 天并且伤口完全恢复后才能使用贝伐珠单抗。患者在使用贝伐珠单抗的过程中可能会出现输液反应和过敏反应，因此在用药期间和用药后应密切观察患者，一旦出现反应需停止用药并进行相应的治疗。需要说明的是，全身性预防给药并不能防止此类反应的出现。

234. 西妥昔单抗的不良反应有哪些？

西妥昔单抗的不良反应包括超敏反应，主要表现为发热、寒战、恶心、皮疹和呼吸困难。其中半数患者的不良反应较为严重，多发生于初次滴注时或初次滴注结束 1 小时内，主要症状为支气管痉挛、喘鸣、声音嘶哑、说话困难等。此外，80% 以上的患者可能发生皮肤反应，表现为粉刺样皮疹、指甲病。还有一些患者会发生结膜炎。

235. 使用西妥昔单抗有哪些注意事项？

由于西妥昔单抗可引起不同程度的皮肤毒性反应，故患者用药期间应注意避光，发生严重皮肤不良反应的患者应酌情减量。发生轻度输液反应时可减慢输液速度或给予抗组胺药，反应严重者应立即停止输液。

236. 卡培他滨有哪些常见的不良反应？

卡培他滨常见的不良反应包括：厌食、食欲低下、感觉异常、味觉障碍、头痛头晕、腹泻、便秘、恶心呕吐、消化不良、口腔炎、手－足综合征、皮疹皮炎、脱发、疲劳昏睡、发热无力等。

237. 卡培他滨与哪些药物可能存在相互作用？

卡培他滨不可与抗凝血的药物华法林联合使用，联合使用能增强华法林的抗凝血作用，联合使用时要注意调整华法林的剂量。卡培他滨还不可与苯妥英钠一同服用，一同服用会使增加苯妥英钠的血浆药物浓度升高，增加药物的不良反应。此外，卡培他滨不能与亚叶酸同时服用，因为亚叶酸会影响卡培他滨的疗效，还会增加毒性反应。

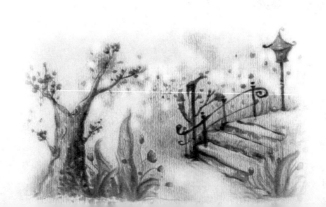

三、用药篇

238. 使用伊立替康有哪些注意事项？

使用伊立替康最常出现的不良反应是腹泻，腹泻会发生在患者使用药物后 24 小时及下一周期化疗前的任何时间，一旦发生应立即通知医生并对症治疗腹泻，这种抗腹泻治疗应当在使用伊立替康的医院进行。腹泻不可忽视，治疗不当可能危及生命，因此当患者出现腹泻同时伴有发热，严重腹泻需补液治疗以及使用抗腹泻治疗后仍有腹泻发生时，应住院治疗。对于严重腹泻的患者，在下个周期用药时应考虑减少剂量。

使用伊立替康还可能出现的不良反应是发热性中性粒细胞减少，主要表现为体温超过 38℃，中性粒细胞计数<1000/ml，此时应立即住院静脉滴注广谱抗菌药物。对于出现严重腹泻的患者，其感染的危险性和血液学毒性会增加。因此，在使用伊立替康期间，患者每周都要检查全血细胞计数，并了解血象变化的危险和发热的意义。

若出现急性胆碱能综合征（症状表现为早发性腹泻、出汗、腹部痉挛、流泪、瞳孔缩小及流涎等）应使用阿托品进行处理。在使用本品 24 小时内可能会导致头晕及视力障碍，因此不能驾车或操作机器。

239. 口服升白药效果不明显，还需要继续服用吗？

放化疗期间，由于治疗的影响，患者会出现白细胞降低的情况，为了预防白细胞降低，医生通常会开具一些口服升白药物让患者回家服用。但是，患者在家服用期间发现服用药物后，仍然会出现白细胞降低的情况，或者是在白细胞降低期间服用时，并没有发现很好的治疗效果，想放弃服用该药物。一般来说，医生所开具的任何一种药物都是在其医疗规范，相关疾病治疗指南的建议下做出的判断。因此，患者应该遵照医嘱认真服药。如果出现效果不明显的情况，可以及时与医生取得联系，听取医生的建议。因为，不管是更改药物或需要停服该药物都应该在医生的指导下来完成。

240. 平时口服的药物，手术前如何调整？

肿瘤患者老年人较多，常同时有多种慢性疾病，平时需服药治疗。如术前长期服用抗凝药，应在术前至少停药 1 周，避免术中、术后渗血；术后若无出血风险，则一般术后两天可恢复用药；高血压患者为避免术中血压波动，可在手术当天早晨用一小口水服药，这样有利于维持术中、术后的血压平稳，减少心血管并发症；术前口服降糖药的糖尿病患者，术后通常使用皮下或静脉注射短效胰岛素控制血糖。

241. 化疗间歇期没有吃完的药，做化疗时还可以继续服用吗？

患者出院后医生会根据患者以往的治疗结果，结合疾病治疗指南和诊疗常规为患者开具出院带药。这些出院带药能有效地缓解或避免化疗后的毒副作用。常见的出院带药包括口服的升血药、止吐药物、保肝药物等。患者在家期间，采用口服给药的方式服用药物，极大地方便了患者。通常来说，住院进行化疗期间，医生均会采用静脉给药的方式来输注一些保肝药物、止吐药物等，因此，在住院期间，患者可以不用口服未吃完的出院带药。

242. 食疗（饮食调整）能代替升血药物吗？

食疗又称食治。是在中医理论指导下利用食物的特性来调节机体功能，使其获得健康或愈疾防病的一种方法。我国的食疗历史源远流长，很早以前，中医就认识到食物不仅仅能提供营养，而且还能疗疾祛病。但是，如何正确利用食疗，食疗的作用有多大，目前还尚无定论。因此，当患者出现一些严重的化疗相关毒副作用时，应该及时使用升血药物进行治疗，同时配合饮食调整，达到事半功倍的效果，以免延误病情。

243. 化疗全部结束后，还用继续服用生血药物吗？

接受化疗的患者，在化疗间歇期会服用很多的药物，如生血药，保肝药，止吐药等。这些辅助药物可以在一定程度上预防或者降低化疗所产生的相关毒副作用及其严重程度。一般来说，化疗的毒副作用是伴随化疗产生的，如果化疗终止了，这些毒副作用也会消失。因此，在最后一个疗程的化疗结束后，大部分患者只需要按照医嘱再服用 1 个月的药物，就可以不再服用药物了。如果有特殊的情况，请根据医嘱调整。

244. 结直肠癌手术出院后，还需要继续服用药物吗？

患者做完手术出院后，只在医院里住 7~10 天便出院了，总是很不放心。患者是否可以出院以及出院后是否需要进行口服药物的治疗，医生是根据患者的具体情况，结合疾病诊疗规范做出的判断。出院时，医生未开具口服药，说明患者恢复期不再需要服用药物，患者需要按照医护人员的嘱咐安心回家养病，保持好心情，争取早日返回自己的社会生活。

245. 国产化疗药、进口化疗药该如何选择，差别有多大？

进口药物和国产药物都是经过国家药监局审批的正规药物，只要是同一种药物，其成分是一样的，理论上起的作用也是一样的。但进口药物和国产药物在制作工艺上多少会有些区别。在药物用于临床前会比较国产药物与进口药物的疗效与不良反应，一般来讲不会有很大差别，否则就不会批准在国内使用。进口药与国产药主要是价格的差异，进口药物的价格往往是国产药物价格的数倍，选择进口药可能经济负担更重。因此，究竟怎样选药，主要根据自己的经济状况或其他因素酌情选择。

246. 总是忘记吃药，怎么办？

通常来说，只有严格按照医生医嘱或药品说明书服药，才能确保使用的药物安全有效。因此，为了避免患者忘记服用药物，可以采用以下方法：

（1）用手机备忘录或闹钟提醒：提前把服药时间、剂量等输入手机备忘录，提醒自己吃药。如果是老人，提醒的铃声应该大一些，以便能够及时听到提醒。

（2）制作一个简易的用药台历：制作一个简易的用药台历，把药名、服药时间和次数都备注在上面，每吃完一次，就在相应的位置上打一个勾。台历最好放在每天都能经过的地方，如水壶旁，床头柜或者客厅的茶几等，这样能随时提醒自己服药。

（3）使用分药盒：分药盒对于需要长期服用药物的患者来说，非常方便。患者可以每周将下一周需要服用的药物进行整理，并将分药盒放在显眼的地方。分药盒的优点就是在外出时也可以随身携带。

当然，以上介绍的方法，患者可以根据自己的情况，任选一种，也可以结合起来使用。

247. 如何避免买到假药劣药？

（1）选对药店：患者应该到正规的大药店去购买药物，特别是中草药，严禁在一些流动摊贩或者网上购买药物。

（2）看包装：包装的质量是鉴别的一个方面。此外，最重要的是要了解药字号、消字号、卫字号和健字号的不同意义。一般来说，国药准字药品才是具有治疗疾病的功能，消字号代表卫生消毒用品，卫字号是卫生用品（还包括部分化妆品），健字号是保健品。另外，不管购买什么药品，均应该认真查看生产日期及有效期。

（3）识别虚假广告：任何一种药物在治疗疾病的同时，不可能立竿见影，立即见效。俗话说："病来如山倒，病去如抽丝"。即便是对症治疗的药物，正确服药后，药效的反应还是有一定时间的。因此，患者一定要保持冷静。

248. 出现哪些问题需要停药？

严格地说，患者的服药应该按照医嘱正确执行。是否服药，是否停药，应该严格按照医嘱。但有时也会出现一些特殊情况。比如用药后不见效或者病情加重，或出现不能耐受的一些副作用，如不能耐受的胃肠道反应，恶心、呕吐、腹泻、便秘等，再如皮疹、瘙痒等。出现这些情况，可能是药物不对症或者是药物本身的不良反应。多数情况下会在停药后恢复，如果停药后，症状较重，或者持续，则需要立即去医院进行治疗。

249. 服药时，用什么水最好？

一般用温开水最好，不能用酒、奶制品、各种饮料、茶水或咖啡等。牛奶中含有较多的蛋白质和钙离子，可与药物结合生成络合物，不易被胃肠道吸收，减弱作用；钙离子与磷酸盐类、硫酸盐类制剂生成溶解度较小的磷酸钙、硫酸钙沉淀，致疗效降低。饮料中往往添加蔗糖、蜂蜜等甜味剂，糖能减慢胃内容物的排泄速度，延缓药物的吸收，降低药效甚至引起严重的过敏反应，危害身体健康。茶水或咖啡中的咖啡因可能会影响某些药物的作用，而且某些药物可能还会和其中的一些物质发生反应，从而影响药效。

另外，用温度较高的热水服药，容易导致部分药物遇热后会发生物理或化学反应，进而影响疗效。

250. 用药期间为什么不能喝酒？

酒精会干扰药物代谢，影响药效。大多数药物进入人体后，须经肝脏代谢，而酒精的存在会干扰这一过程，从而使药物作用减弱。酒精还会使其代谢产物无法正常排泄，而转向与肝、肾细胞结合，从而造成肝、肾组织的损伤，严重时，可导致肝坏死。另外，酒精还会增加药物对胃肠道的刺激作用，严重者可引起消化道出血。此外，许多药物可抑制肝脏中的解酒物质发挥作用，使酒精的代谢中间产物乙醛在人体内蓄积，引起毒性反应。

251. 吃药时用哪种姿势最好？

吃药要讲究姿势，是为了更好地发挥疗效，避免不良反应。

卧床病人最好采用坐式或将床头抬高45°。普通病人服药时，应至少饮用100ml温开水，并保持站立姿势1分半钟，使药物更快到达小肠，有利于药物的吸收，获得更好的疗效。

252. 胶囊为什么不能掰开服用？

药物做成胶囊的剂型主要从以下一个方面考虑：

（1）它可以掩盖药物对人本身味觉上的不良刺激，如特别苦、特别咸等。

（2）可以掩盖药物的特殊气味，如臭味、刺鼻的味等。

（3）减少药物的刺激性。

（4）延缓药物的释放。

（5）控制药物释放的部位等。

因此，如果将胶囊药物掰开服用则可能会出现以下情况：

（1）药物的口感不好，难以下咽。

（2）药物的气味很大，患者接受不了。

（3）增加了药物的刺激性，如对食管及胃肠道的刺激性增加，也就增加了药物的不良反应。

（4）使得药物释放的过快，容易给患者带来一定的危险。

（5）药物在不该释放的部位释放了药效，影响了药物治疗的效果等。所以，一般胶囊类的药物不要掰开服用。

253. 漏服药物了怎么办？

在日常生活中，由于各种原因，经常会出现忘记服药的事情。如果发生了漏服的情况，最好的办法是寻找到医生的帮助，请医生帮忙是否需要补服，什么时候补服，特别是口服化疗药物的补服，有严格的要求。以免不正确的服药引起血药浓度突然升高而引起的药物中毒。当然，对于一般药物而言，可以根据漏服药物的具体情况而定，一般来说，漏服药品如果是在两次用药时间间隔一半以内，可以按量补服，下次服药再按原时间间隔；如果漏服药品时间超过用药时间间隔的一半以上，一般不需要再补服。

254. 哪些药物应该早晨吃？

一般来说，抗高血压药物应该选择早晨吃药，这是因为人的血压在 9：00~11：00 时，16：00~18：00 时最高。利尿药也应该尽量选择在清晨服用，这样可避免夜间排尿次数过多，影响夜间休息。此外，抗抑郁药也建议早晨吃，因为抑郁症有暮轻晨重的特点。

255. 哪些药物应该在餐前服用？

一般来说，为了减少药物对胃肠道黏膜的刺激性，服用药物应该尽量选择在餐后。但是，有些药物应该在餐前服用，以免影响药物的药效。如胃黏膜保护药应该在餐前服用，这样药物便会附着在胃黏膜的表面，形成一层保护屏障，达到保护胃黏膜的作用。促进胃动力药物，如多潘立酮（吗丁啉）也应该在餐前半小时服用，这样可使药效发挥最强。此外，某些降糖药物和抗生素也建议餐前服用，以免影响了药效。因此，在服用药物前，一定要认真阅读说明书，在正确的时间服用正确的药物。

256. 哪些药物应该在睡前吃？

最常见的一些药物，如服用后可能导致患者有嗜睡、困乏的药物，建议应该睡前吃。如抗过敏药物，某些感冒药物等。此外，哮喘多在凌晨发作，因此，平喘药应该在睡前吃。降血脂的药物也应该在睡前吃，因为肝脏合成胆固醇主要在夜间。

257. 为什么有处方药和非处方药之分？

处方药是需要凭医师或其他有处方权的医疗专业人员开写处方后才可以在药店或者医院药房购买的药物。这类药物需要在医生及药师的监督或指导下才可以使用。非处方药是患者可以在药店里直接购买的药物。这类药物的特点是安全性高，疗效确切、

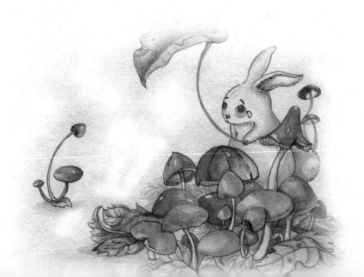

便于自我使用、用药期间不需要检测、便于贮藏，不良反应较低的特点。随着时间的推移，处方药也可以变为非处方药，非处方药也可以变为处方药。

258. 为什么一定要看药品的禁忌？

药品的禁忌是指在某些情况下绝对禁止服用该类药品的一个说明。最常见的禁忌是"对本品过敏者禁用"之类的字样。所以，医生在开具药物处方时，通常会询问患者的过敏史以及既往用药史等，这时患者应该如实告知医生。但是，有些药物的禁忌证较多，医生不可能面面俱到，因此，如果患者在看了药物说明书中的药品禁忌后，结合自身情况做出判断，也是对自己的一种保护。

259. 为什么有些药物需要特殊的保存？

患者在服药的过程中发现，大部分药物是需要常温保存的，但是有部分药品对于放置的条件要求比较高，需要特殊的环境保存。例如，有些药物容易受到温度的影响，因此需要冷藏保存；有些药物容易见光分解失效，因此需要避光保存；有些药物容易吸潮变质，需要再干燥的条件下保存。这些特殊的保存条件，都是根据不同的药物性质做出的正确说明。如果不严格按照标准贮藏药品，就会导致药品变质，导致药物的有效性下降或者毒副作用上升。

260. 为什么要尽量减少用药量和药物种类？

患者在服药的过程中，要避免走入一个误区，即服用药物的数量越多，服用药物的种类越多，治疗效果越好。因为，服用药物后，药物在人体内都要经过代谢，这些代谢过程有人体的重要器官参与，如肝脏、肾脏等。而且同一类药物的有效成分相同，代谢途径也相似，所造成的毒副作用也会出现叠加的现象。因此，患者在服药时，服药的量应该严格按照药物说明书或遵从医嘱，服药的种类也不宜过多。

261. 为什么"小广告"上的药物不可信？

患者生病后，都希望能够尽早地治愈疾病。因此，跑遍所有知名医院寻医问药。这个过程的漫长的，也是痛苦的。因此，有些患者，会放弃正规医院的治疗，转而相信其他途径。其中就包括各种各样的小广告。但患者需要知道，我国法律禁止处方药在大众媒体上做广告。因而，在电视、报纸上宣传的不是保健品就是非处方药。这些非处方药对于一些疑难杂症的治愈情况如何，没有得到确定。因此，对于"小广告"上的药物一定不可信。

262. 为什么一定要按医嘱服用药物？

患者如果不按照医嘱服用药物，便会出现两种情况：即超量服用药物和减量服用药物。多数患者在治病初期，存在药到病除，希望早点治愈疾病的心理。在这样的心理状态下，擅自增加用药剂量，认为这样做可能病会好的快一点。但殊不知，这样做产生的危害也是非常大的。超量服用药物所造成的肝肾负担及其毒副作用也在加强。这对于治疗疾病是非常不利的。反之，等疾病得到了控制，患者自我感觉很好的时候，可能又会开始擅自减量。甚至认为症状减轻了就可以停药了。其实，这样做都是不对的，这样做只会影响到疾病的这个治疗过程，万万不可取。

263. 止痛药是否会"上瘾"？

人们经常将阿片类药物的耐受性、躯体依赖性等同于"成瘾性"。实际上，世界卫生组织（WHO）已经不再使用"成瘾性"这一术语，替代的术语是"药物依赖性"。药物依赖性可能会造成生物机体上、精神上、社会上以及它们相互之间的一些不良后果。药物依赖性又分为躯体依赖性和精神依赖性两大类，躯体依赖性不等于"成瘾性"，而精神依赖性才是人们常说的"成瘾性"。长期用阿片类药物后对药物产生一定的躯体依赖性，突然中断用药时出现戒断症状，表现为焦虑、易激惹、震颤、皮肤潮红、全身关节痛、出汗、卡他症状、发热、恶心、呕吐、腹痛腹泻等。对阿片类药物产生的躯体依赖性并不影响继续合理使用止痛药，通过逐步减量可避免身体依赖的发生。

264. 止痛药是否会影响记忆力？

有报道声明，术后约 20% 的患者出现认知功能障碍，其中 10% 的患者认知功能障碍持续超过 3 个月。此类现象可能与术后缺氧、睡眠、镇静、镇痛药有关。但是，目前没有临床试验表明术后镇痛可引起认知功能障碍。只有长时间大剂量使用阿片类药物才有可能导致认知功能减退。

265. 止痛药有哪些副作用？

止痛药在帮助患者缓解疼痛的同时，也会产生一定程度的副作用，影响患者的生活。最常见的副作用主要包括：恶心呕吐、便秘、嗜睡、呼吸抑制、尿潴留、瘙痒、肝肾损害和凝血障碍等。

在开始使用吗啡时，有 2/3 的患者会出现恶心、呕吐，持续时间大约为 7 天。在阿片类药物用量趋于稳定后，由其引起的恶

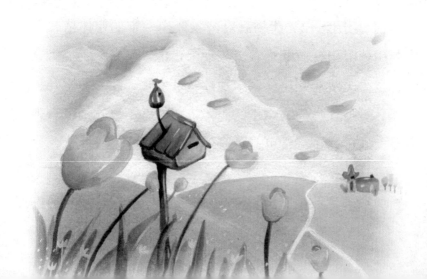

心、呕吐就会消失。患者出现恶心、呕吐的症状时，应注意防止误吸。

阿片类药物在胃肠道的副作用主要为抑制胃肠道的蠕动，减少胆汁、胰腺的分泌，导致胃肠道功能紊乱，所以长期口服阿片类药物可引起严重的便秘。在发生便秘时，服用一些缓泻剂即可减轻此类副作用。

少数患者在用药的最初几天内可能出现嗜睡等过度镇静的不良反应，数日后症状多自行消失。如果患者出现显著的过度镇静症状，则应前往医院就诊，在医生的指导下调整阿片类药物的剂量，待症状减轻后再逐渐调整剂量至满意镇痛。

266. 除了用药还可以采取哪些办法帮助缓解疼痛？

（1）放松技巧：可松弛肌肉的紧张，从而缓解疼痛或防止疼痛加剧，同时有助于患者入睡，让其他缓解疼痛的方法更为有效。

（2）想象法：用患者的想象力创造出一种景象或情境，可以利用患者的视觉、触觉、听觉等所有感觉。想象法可以协助患者放松身心，缓解厌倦的感觉，减轻焦虑。

（3）任何分散注意力的活动，例如听音乐、看电影等。

（4）按摩、针灸、热敷等中医疗法或物理疗法。

267. 怎么使用芬太尼透皮贴剂？

芬太尼透皮贴剂是一种用于止痛的贴剂，应在躯干或上肢未受刺激及未进行放疗的平整皮肤表面使用。如有毛发，应在使用前剪除（不要使用剃须刀剃除）。使用前可用清水清洗所贴部位，不能用肥皂、沐浴乳等刺激皮肤或改变皮肤性状的用品，使用前皮肤应完全干燥，没有破溃。

止痛贴打开后应马上使用。贴好后，用手掌按压半分钟，保证止痛贴和皮肤完全接触，尤其注意其边缘部分，避免有卷边出现而影响药物使用。一贴可以持续使用72小时，更换新贴时要更换所贴部位，几天后才可在相同的部位重复贴用。

268. 使用阿片类药物为什么会发生恶心呕吐？怎么办？

阿片类药物是一种非常有效的止痛药物。它在止痛的同时，也会产生一些不良反应。如恶心、呕吐、便秘等。之所以产生恶心、呕吐的原因是因为阿片类止痛药会直接刺激到位于人脑中控制恶心呕吐的区域。因此，患者会容易产生恶心呕吐的反应。在开始使用吗啡（阿片类药物）时，有2/3的患者会出现恶心和呕吐，持续时间大约7天。

通常来说，在服用阿片类药物止痛时，医生会预防性的给予一些止吐剂。在阿片类止痛药的用量趋于稳定后，由于药物而引起的恶心和呕吐几乎消失。在呕吐严重期，可以遵医嘱服用止吐药物。如果仍然发生了恶心，呕吐，呕吐完后，患者应该清水漱口，保持口腔卫生。

269. 使用阿片类药物为什么会发生便秘？应该怎么办？

阿片类药物作用于中枢神经系统，主要产生镇痛作用。而其作用于胃肠道的主要作用是抑制胃肠道的蠕动，减少胆汁、胰液的分泌。而且阿片类药物在胃肠道的分布比例均较高，因此对胃肠道的影响也较大。对于长期口服阿片类止痛药的患者，可能会引起严重的便秘。患者服用阿片类药物期间应多喝水，多吃含纤维的食物，或使用一些防治药物如番泻叶、麻仁丸、酚酞片、乳果糖、聚乙二醇电解质散等。通常在预防性的给予通便药物后，绝大多数患者均能耐受。

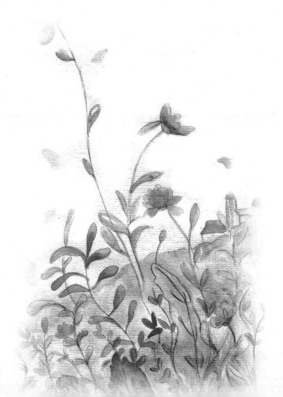

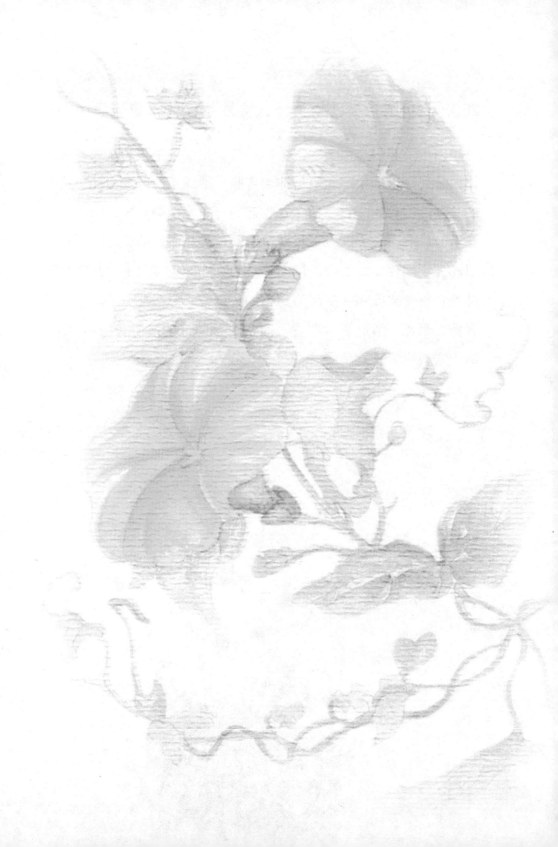

四、心理帮助篇

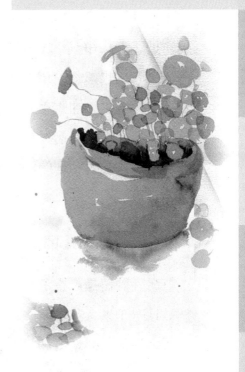

270. 怎样正确面对得了恶性肿瘤的事实？

在我国，肿瘤发病率越来越高，已逐渐超越了心脑血管疾病的发病率，所以，得了肿瘤并不奇怪。与此同时，随着科学技术的不断发展和人们对肿瘤知识的不断普及，肿瘤的控制率得到了很大的提高。虽然肿瘤对人的身体危害极大，但只要及时进行科学合理的治疗，很多患者都可以达到长期生存或治愈的目的。据统计显示目前恶性肿瘤的总体 5 年控制率已达 60%，尽管有些肿瘤的控制率仍很低，但相当多的肿瘤治疗效果都有了很大提高，这是医学发展对人类的巨大贡献。一旦确诊恶性肿瘤后，患者和家属一定要镇静，千万不要惊慌失措，全家人安静地坐下来商讨一下，共同寻找正确的解决方案。如：选择就医的医院、家属如何协助、手头事情的安排、治疗时间的保障、付费方式的选择等。紧张、焦虑、绝望、胡思乱想、盲目乱投医只会耽误合理有效的治疗时机，加重患者的病情。罹患恶性肿瘤后，首次就医目前最好选择市级肿瘤专科医院和三级综合医院的肿瘤科，在短时间内获得科学、合理的治疗方案及预期疗效。

271. 一般肿瘤患者会出现哪些心理特征？

恶性肿瘤是严重危害人类生命健康的常见病、多发病和疑难病。这对于患者和家属来讲，都是一个重大的冲击，虽然每个病人所表现出来的情绪和行为会有极大的不同，但是归结起来有以下几个共同特点：

（1）依赖性增加，被动性加重，行为变得幼稚。患病后总认为应受到别人的关怀和照顾，亲人们更应为其做出奉献。

（2）自尊心增强，担心被人瞧不起。

（3）疑心加重，甚至认为别人低声说话就是在谈论他的病情，对医务人员不信任等。

（4）主观感觉异常，情绪易激动，焦虑和恐惧，害怕孤独，表现为饮食不安、失眠早醒、情绪低落等。

（5）除了哀伤反应以外，有的病人还会出现其他的心理反应，如罪恶感等。由于疾病的影响，病人家中的收入减少，医疗费用增加，孩子老人失去照顾等，也会带给病人很大的心理压力和内疚感。

272. 患者应如何进行自我心理调节？

病人持有何种心态，这对肿瘤的治疗及康复至关重要。既不能表现过于超脱，不积极治疗，对疾病听之任之；也不能过度紧张，恐惧害怕，抑郁消沉甚至悲观绝望。而应该是勇敢而理智地面对疾病，积极配合治疗。需要注意的是，不是所有的病人从一开始就会有一个良好的心态，绝大多数都需要一个逐渐调整的过程。那么如何才能做好自我心理调节呢？

（1）了解有关知识，正确认识疾病：肿瘤患者需要了解一些肿瘤基础知识，包括目前医学界对肿瘤防治观点、研究动态以及发展趋势，以正确认识疾病。恶性肿瘤是一大类防治较为困难的疾病，但只是人类疾病的一种而已，其造成的后果与心肌梗死、中风、高血压等相比，都是对身体对生命的危害。通过学习疾病知识，也帮助自己更好的配合医务人员，积极进行治疗。

（2）勇于面对现实，树立战胜疾病的信念：人的一生谁也免不了会患有这样或那样的疾病，无论是大病小病，恶性还是良性，都应该坦然面对这一客观现实。尤其是对恶性肿瘤，要有勇于斗争、敢于胜利的决心，要树立一个强大的精神信念，生命每延续一天，都可能会获得新的机遇和希望。所以只要还有一口气，一线希望，信念和精神就不能垮掉。

（3）提高心理素质，善于自我调节：癌症患者可以学会减轻自我心理压力的方法和技巧，调节自己的心理状态。例如练习太极拳，或者看小说，看电视，听音乐，做自己乐意做的事，都是使身心松弛的好方法，在力所能及的情况下，适当劳动，外出旅游，有时会收到意想不到的好效果。若紧张焦虑的心情不能控制时，可适当地用点抗焦虑药或抗忧郁剂，如地西泮（安定）等，可帮助睡眠，对心理不良反应有一定的解除作用。心理压力也可向家人或医务人员倾吐，以得到帮助和劝慰，可以帮助解除和排泄压抑的心情。

（4）活在当下，积极治疗：不要去想象疾病的最终结果，过好现在的每一天。对待疾病要从战略上藐视，战术上重视；制订切实可行的康复计划，积极配合医生的安排，坚持疗程用药。

273. 患者自我心理调节有哪些方法？

　（1）音乐疗法：音乐疗法是用音乐调整心境的自我心理保

健法。研究表明，乐曲的不同节奏、旋律、音调和音色，可以产生不同的情感效应。心情抑郁的时候，宜听旋律流畅优美、节奏明快的一类乐曲；有焦虑的时候，宜听节奏缓慢、风格典雅一类的乐曲；而多听节奏少变、旋律缓慢、清幽典雅的乐曲，则有助于解除失眠。

（2）倾诉法：倾诉是释放压力的通道，在倾诉的时候不仅可以获得的安慰和鼓励，还可以获得某种认同感，击败内心的怯懦，给了自己勇气和希望。

（3）借鉴法：通过欣赏文学名著和名人传记，或者看电影、听讲座从别人的人生轨迹和看待人生的观点中领悟到自己的人生道路和人生价值，以及别人战胜困难的经验。

（4）正视情绪法：不逃避消极的情绪，要明白它是一种正常的反应，冷静下来，正视消极情绪，对受挫及不良情绪产生原因仔细地进行客观剖析和认真体验，以便有的放矢地找出最佳的解决方案。此外，要敢于表达或暴露自己的情绪，这样才能有针对性地和有效地驾驭与控制它。否则盲目地压抑和掩饰有害于自

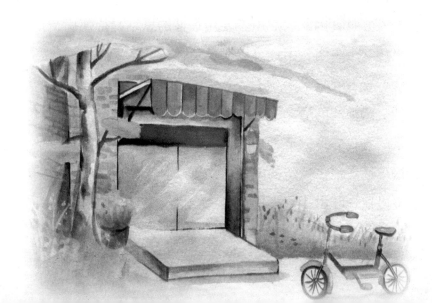

身情绪系统的健康发展，又不利于良好人格的重塑。

（5）暗示法：暗示法是通过语言的刺激来纠正或改变人们某些行为或情绪状态的一种心理调适方法。自我暗示指通过有意识地将某种观念暗示给自己，从而对情绪和行为产生影响。癌症患者可以每天数次在内心里坚定有力地对自己说："要想开一些快乐一些"、"这没什么"、"我能挺过去"、"我现在很好"。自我暗示、自我意念能给人带来"期望效应"是符合科学原理的。一个人对自己的期望越大，动力就越强，实现期望的措施也越多，因而所产生的期望效果也越佳。

（6）宣泄法：宣泄法就是通过适当的途径将压抑的不良情绪释放出来。通常可以用以下方式进行合理宣泄。高声唱歌、大声呼喊、哭出声来、文体活动。或者求助咨询师，通过向其倾诉，缓解来自不良情绪的压力。

（7）改变不良认知法：改变不良认知就是用纠正不正确或不合理的信念来对抗非理性思考方式，以消除情绪困扰和行为异常的一种自我心理调节法。合理信念产生合理的情绪行为方式，不合理信念则产生不合理的情绪行为反应。世界上不可能凡事都顺着个人心意，因此癌症患者要用理性的思维看待疾病，正视并接受患病这个事实，由此可以避免负性情绪产生。

（8）放松法：自我放松是一种通过放松自己的躯体和精神，以降低交感神经的活动水平减缓肌肉紧张，消除焦虑而获得抗应激效果的自我心理调节方法。当人们面临挫折与冲突时，学会自我放松可远离消极情绪的困扰与伤害。具体做法：深呼吸一口气——慢慢把气吐出，这样循环往复，直至过度紧张反应消失为止。另一种放松的方法：平卧，从上至下，从左至右分别使身体各部肌肉紧张起来，然后再放松。做完之后，安静地松弛几分钟。

（9）转移法：转移注意力是心理保健重要方法之一。当心理问题出现时，可以通过换环境、参加娱乐活动等方法转移注意力，例如爬山、旅游，回归大自然，使身心放松，眼界开阔，心胸豁然开朗，同时还可以受到大自然的启发。

每个人都有最适合自己的心理调适方法，重要的是行动起来，增强心理免疫力，对于疾病的康复有着非常重要的作用。需要强调的是，以上调节方法对于有轻度心理障碍的人能起到一定的缓解和调节作用，对于有中度以及严重的心理障碍问题的人，建议到专门的机构找专业的咨询人员来一起解决问题。

274. 患者睡不着觉怎么办？

癌症患者都存在着一定的心理反应，或者焦虑，或者恐惧，或者担心复发，从而导致了睡眠问题，出现睡不着觉、睡不踏实、早醒等。相应的自我调整措施如下：

（1）正确认识睡眠时间：一般来说每人每天需要的睡眠时间为 8 小时左右，但是睡眠时间的长短因人而异，差别很大，有的人每天睡 4~5 小时即可，而有的人则要睡 10 小时才能正常工作。所以，衡量睡眠是否充足的标准是看白天是否有足够的精力工作和生活，不是必须用 8 小时作为是否存在睡眠不足的标准。

（2）入睡困难的心理调适：越怕失眠越失眠，越想睡就越睡不着，这就是一种心理现象。所以，睡眠时需要让注意力分散到有意义的事上面去，比如读书或听一点舒缓的音乐都可以起到这样的作用。

（3）对安眠药的认识：有的失眠患者认为安眠药会产生依赖性，对身体有害，坚决不用。其实，安眠药不可滥用，但是可以用，只要在医生指导下都是安全的。

（4）培养"入睡条件反射"：创造有利于入睡的条件反射机制。如睡前半小时洗热水澡、泡脚、喝杯牛奶等，只要长期坚持，就会建立起"入睡条件反射"。

（5）养成良好的作息习惯：如规律生活、限制白天睡眠时间、保持卧室清洁、安静、避开光线刺激等；避免睡觉前喝茶、饮酒等。

275. 如何排解"我没有做过任何坏事，为什么让我得癌症"？

一些肿瘤患者总爱说"我一生没做过坏事，怎么就得了这

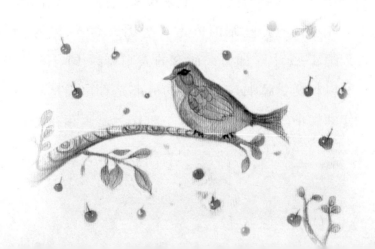

个病"。还有的患者会说"为什么我会这么倒霉，得这种病"。这些患者把疾病和道德、命运联系到一起。其实，这种联系是没必要，也是不符合科学道理的。肿瘤是一个非常复杂的疾病，与环境污染、饮食习惯、家族情况等有关，每一个人都有可能患病，如同高血压、糖尿病、脑血管病一样，并非跟命运、运气、道德有关，因此患者要正确认识疾病发生的客观原因，不必陷入过度自责或自怨心理之中。

276. 如何缓解"我经常觉得愤怒"情绪？

首先要考虑患者愤怒的原因是什么，为什么会导致患者愤怒。患者的愤怒是否有合理的解释，还是莫名愤怒。是跟疾病有关，愤慨老天不公让自己患肿瘤，还是其他的事情，与自己的性格有无关系等。当愤怒的情绪陡然出现时，可以尝试以下办法加以控制：

（1）躲避法：想办法脱离生气的环境。

（2）转移法：漫步、看书、听音乐、看电视或做别的事情。

（3）释放法：找个不妨碍他人的地方，大喊大叫一通。

（4）诉说法：向自己信赖、也善于倾听的人，倾诉。

（5）静思法：用第三人的角度审视自己是否不够理智，尽量稳定自己情绪；并回想一些因生气危害健康和生命的阐述与事例。

（6）安慰法：找个合适的理由，进行自我安慰。

（7）忘却法：不去回想引发生气的事，尽快忘掉。

277. 患者对手术紧张、焦虑、害怕怎么办？

对紧张、焦虑和害怕的自我心理调适方法：

（1）进行积极的自我暗示：如"相信自己"、"别的手术病人也经历过，我觉得我也能够经受住"、"手术前紧张是正常的，别的人也都紧张，做个深呼吸，放松自己"。

（2）深呼吸松弛训练：端坐在椅子上或靠在床头，双膝自然分开，双眼平视正前方，两手自然下垂，手心朝前；然后微闭双眼，慢慢使自己平静下来，均匀缓慢地深吸一口气，同时两手握紧；再慢慢地吐气，同时两手松开，让全身肌肉松弛下来。如此连续进行松弛训练 2~3 分钟。

（3）意象法：通过大脑里面去想象一些美好的事物如优美的景色，或者想象经历过的最得意最开心的事，用心去体验和回味当时的情景和心情。

278. 如何排解后悔自己以前的生活方式，长期处于懊恼自责中？

后悔是一种自我反省的过程，也是一种正常的生理心理机制。悔恨这种情绪的积极含义在于提供额外的能量去记住过往的经历以及总结出经验，避免错过好的事物。但是，光悔恨、后悔是无济于事的，与其悔恨过去，不如改变现在。因此，首先不要和自己的后悔痛苦做斗争，而是先接纳自己的悔恨，了解悔恨对自己的积极意义。其次，采取正确适宜的方式去宣泄痛苦。再次，正视疾病，着眼当前的治疗，积极进行康复。

279. 患者应该如何正确看待治疗中损失了组织器官？

患者因为组织器官结构或功能上的改变或丧失，自我概念常会发生变化，主要表现为自信心和自尊心下降，自我评价低，感到悲哀、抑郁、羞耻、厌恶，严重者可能会出现自伤行为。自我概念对个人的心理和行为起着重要的调控作用，病人某些负性情绪反应和消极行为背后的根本原因可能是自我概念紊乱。

针对这样的情况，患者应该充分表达自己的感觉和想法，正确评价自己，适应和接受自身的改变，勇敢地正视残缺。乳腺癌患者可以经常与丈夫以及家人进行交流，一方面交流就是一种倾诉的过程，另一方面坦诚对待后，夫妻双方对于对方都有深一步

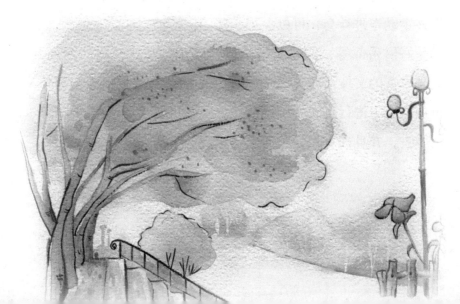

的了解，许多妻子都是在丈夫的安慰下，重新找回自信，压力得到释放，感觉到家庭的温暖。另外，对"美"、"魅力"要有正确认识，要充分了解外形不是吸引力的全部，开朗的性格、自信的气质、大度而又善解人意的交往，才是真正魅力的体现和吸引的根本。

280. 患者如何能尽快回归家庭、回归社会？

在经过一段时间的治疗后，疾病或是治愈，或是进入到一个稳定的状态，患者就会面临下一个问题，即如何将"患者"这个角色顺利转变回"爱人"、"父母"、"子女"、"同事"等角色。患者可能会闷在家里怕见人，也怕跟人聊有关疾病的话题，别人太关心会觉得是可怜，不关心又会认为别人冷漠。而这种固守自封的状态会让患者越发孤独，甚至还会增加恐惧感，这对康复是大大不利的。患者应该试着去敞开心扉，首先从与伴侣、亲人、朋友倾谈开始，对亲朋好友说出心中的希望与恐惧，这种沟通能够获得理解与支持，回归到家庭爱的怀抱中。接下来，患者应该主动走进社会，可以参加一些团体活动，如病友俱乐部、兴趣爱好俱乐部等，抗癌明星的榜样作用、与病友间的沟通与交流、丰富的文体活动等，这些社会支持都会减少孤独与恐惧感。再加上善于进行自我心理调节，患者就可以逐步回归到正常的生活中去，并且拥有积极、向上、乐观的生活态度。

281. 患者如何克服对死亡的恐惧？

其实，肿瘤不过是一种慢性病，只是程度较为重些罢了。带肿瘤生存数年、数十年的人不在少数，恢复痊愈的也有。肿瘤的治愈，除了医生和药物外，更主要的是要靠自身的抵抗力、免疫力和自愈力。如果一听是肿瘤就忧心忡忡，恐惧死亡，反而会影响自身的免疫力，甚至加重病情。如果安然处之，放下心来，保持精神生命和自然生命良性互动，病情反而会减轻，恢复和治愈的可能会更大。首先自己要有希望，才会有希望。

退一万步说，人生自古谁无死？一位哲学家说得好：每个人都是"不按自己的意愿而生，又违背自己的意愿而死"。生命有始有终，有出生，就有死亡，生命的周期不可逾越，每个人都要走完自己的人生。生命的最后一程怎么走完，往往也是身不由己。不如我们顺其自然，放松下来。有一位患者，她得知自己患了肿瘤之后，还活跃在大学的讲坛上。她战胜了自己，坦然面对，在课堂上向她的学生告别，发表了一篇"变暗淡为辉煌"的留世之作，人人敬仰。还有一位患者，几次病危，几次住进重病监护室。朋友们干脆，就在这个时候把挽联和悼词，先念给他听了。活着的时候，就看见自己的"盖棺定论"，也是人生一件幸事。而且，生命达到了一种超然自逸的境界，这是生命的一种智慧。是的，生命的最后一程，既然人人不可避免，又为什么要恐惧呢？何不走得平和点儿？何不走得潇洒些？何不走得有尊严呢。

282. 确诊肿瘤，是否应该告知患者？

对于病人患有恶性肿瘤的这个诊断，在我国，家属的处理方法大概分为两种，一种是让患者明确自己的诊断，一种是千方百计地隐瞒患者的病情。究竟哪种做法正确呢？在决定是否应该告知患者病情时，建议可以从以下几个方面考虑：

（1）视患者个人情况与需要而定。

（2）反复提问自己要求隐瞒患者病情的理由是什么。

（3）考虑需要付出的代价。

（4）尝试与患者进行沟通和接触，知道患者知道了多少，以及患者希望知道多少。

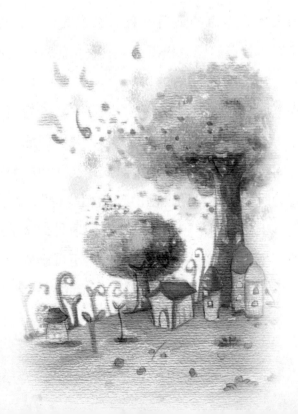

（5）不要把患者不想知道的消息强塞给他。

（6）如果双方都知道病情，可以安排一次会谈。

283. 如何告知"坏消息"？

患者与家属之间关于疾病的沟通应该是畅通的，没有阻碍的。但是，在实际情况下，也会出现，虽然双方有沟通，但是沟通的内容有所保留，只讲好的部分，保留希望，把坏的部分和痛苦的部分都埋在自己心里。家属不知道该如何与患者沟通这些问题，世界卫生组织（WHO）组织提出了以下病情告知策略：

（1）预先有一个计划。

（2）告知病情时应留有余地，让患者有一个逐步接受现实的机会。

（3）分多次告知。

（4）在告知病情的同时，应尽可能给患者以希望。

（5）不欺骗患者。

（6）告知过程中，应让患者有充分宣泄情绪的机会，并及时给予支持。

（7）告知病情后，应与患者共同制订未来的生活和治疗计划，并进一步保持密切的医患接触。

284. 如何给予晚期肿瘤患者情绪上的帮助？

当患者知道自己的生命有限，死亡已经临近时，常见的情绪反应是愤怒、害怕、焦虑、不安、否认、讨价还价、绝望，以及焦虑、抑郁等，并且反应在生理、思想和行为上。其实，这些情绪反应都是人之常情，并不能说是对还是错，是好还是坏。这时候，只要患者不伤害自己和他人，我们均应该去接纳，允许患者伤心，而且要相信大多数的患者都会慢慢发展出处理各种情绪问题的方法和力量。这个时候，家属可以从以下几个方面入手，帮助患者：

（1）指导患者学习认识自己的情绪，认识并接纳自己的情绪。

（2）探索情绪不好的来源，如：让自己生气的是疾病本身？家人？自己？还是其他的东西？

（3）练习将情绪说（写）出来，或直接对引起自己不好情绪的当事人表达你的感受。

（4）练习用别的方法表现自己的情感。如：画画、哭泣或者大叫，但是一定要避免伤害自己或者他人。

285. 如何帮助想寻求解脱的患者？

患者越到晚期，其身、心越是受到了巨大的煎熬，会希望赶快解脱，或要求医生给他一针安乐死。此时，患者感觉像在等死，觉得没有生活品质，活着就是痛苦，没有什么意义。病也好不了，那就死去吧。这时，患者会有：抑郁、痛苦、绝望、无助、无奈、孤独感、悲伤、恐惧等心理感受。作为患者的家属，可以从以下几个方面进行应对：

（1）仔细观察患者有哪些不舒服的地方，及时与医生沟通，以便能及时做出评估和处置。

（2）积极倾听患者的心声，鼓励他表达心中的想法。

（3）接纳患者的情绪，寻找可以改善患者不良情绪的方式：如听歌、看电视等。

（4）如果患者想死的念头久久不退，应取得专业人员的帮助，提高警觉，预防患者采取自伤行为。

（5）如果患者有一些宗教的信仰，可以安排相关机构的人员给予安抚。

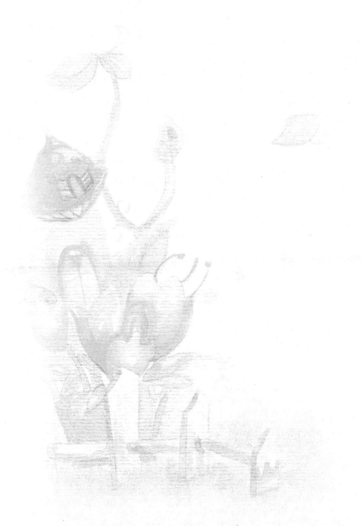

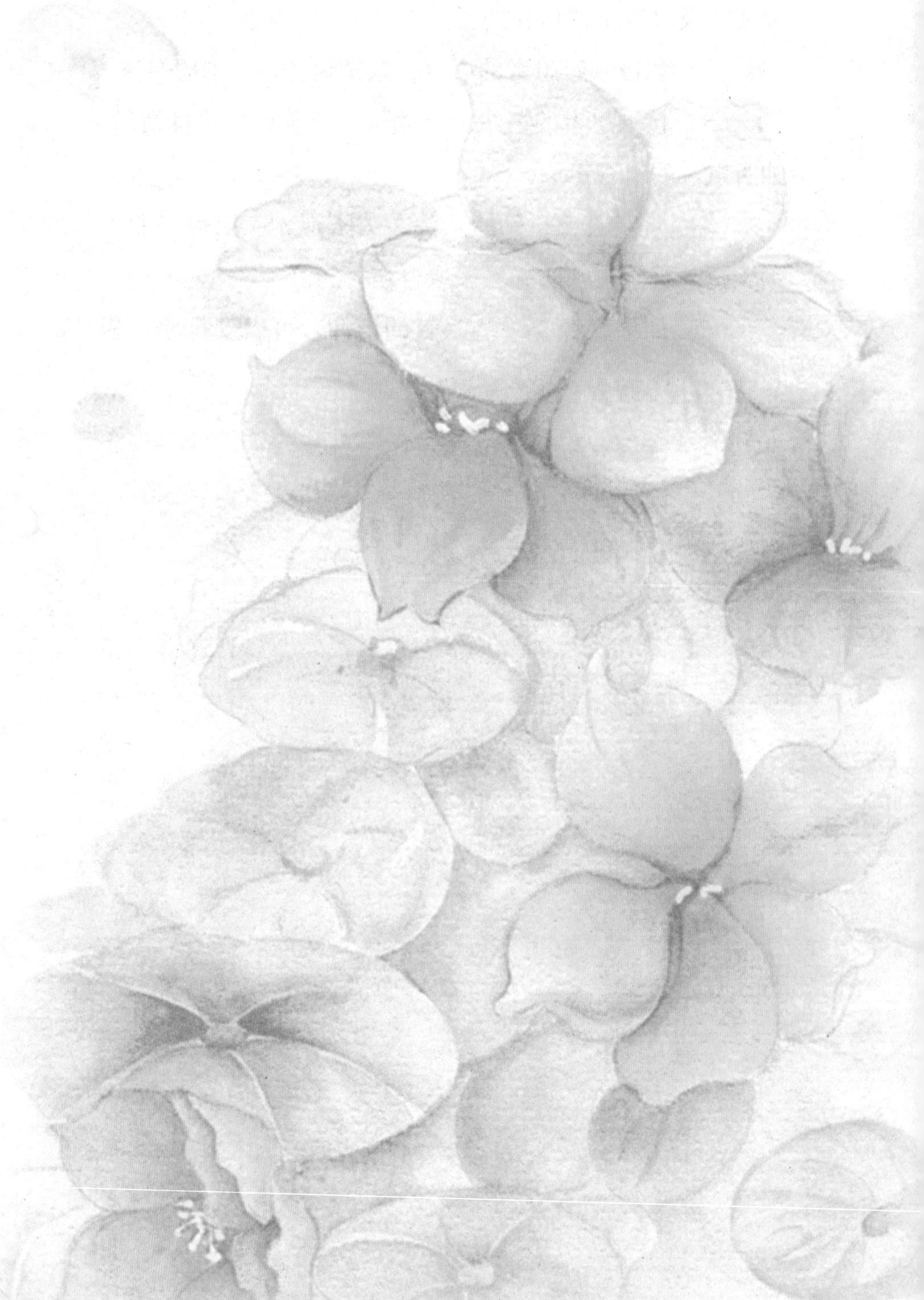

五、功能康复篇

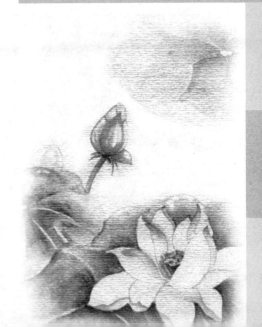

286. 携带尿管回家后，应该怎么护理？

患者住院期间携带尿管，护士会根据护理常规结合患者自身特点给予护理。回家后，需要患者自己护理。自行护理的方法是：

（1）患者在家可以躺在床上，屁股下垫便盆，用温开水进行冲洗，一天2~3次即可。冲洗前，患者家属应洗净双手。冲洗的同时，可以使用干净毛巾简单擦拭外阴部，清除分泌物。有条件的家庭，可以在药店选购碘伏消毒液及无菌纱球或无菌纱布，冲洗完毕后，用无菌纱球或纱布蘸取适量碘伏消毒液，用纱球消毒尿道口，预防泌尿系统感染。

（2）为了避免感染及尿管阻塞，每日应该多饮水，饮水量应保证至少2000毫升，以增加排尿量；每日尿量至少维持在1500毫升，以稀释尿液及达到自然冲洗尿道的作用。①尿管堵塞：感觉憋尿，但是没有尿液从尿管中流出。建议您到正规的医疗机构更换新尿管。②漏尿：尿液自尿道口流出的现象。建议您减少腹内压增高的因素，或到正规的医疗机构调整导尿管水囊的充盈程度。

（3）为了防止尿液倒流发生的感染，在家活动期间一定要将集尿袋的位置固定在尿道口以下。但千万不可以放置于地上。

（4）为了减轻患者活动时的负担，请及时倾倒集尿袋中的尿液，这样做也可以在一定程度上预防感染。

（5）导尿管与集尿袋接头应保持密闭，以防被污染。

（6）导尿管和集尿袋管子不可扭曲或受压，以防阻塞。

（7）常规情况下，导尿管每月更换一次，集尿袋每周更换一次。患者应去正规医疗机构更换。

287. 携带尿管期间，常见的异常情况有哪些？应该如何处理？

患者携带尿管期间，由于护理不当或者其他原因，可能会发生一些异常情况，常见的异常情况如下：

（1）尿路感染：主要表现为尿频，尿急，尿痛，膀胱区或会阴部不适及尿道烧灼感，严重者可出现尿液混浊，肉眼可见的血尿，甚至出现低热等症状。产生尿路感染的原因很多，可能是患者居家护理的时候没有完全按照无菌操作，或者是未保证引流系统封闭，或者患者液体摄入量不足以及免疫力低下等原因。轻症患者可以采用规范冲洗尿管时的无菌操作，保证饮水量等方法解决。重症患者，因去医院积极治疗。

（2）尿管脱出：尿管从尿道口滑出。这可能是因为水囊破裂或患者从事腹压过大的活动有关。患者应保留脱出的尿管，将其带到正规医疗机构，观察尿管是否完全脱出，以及根据医嘱重新插入尿管。

（3）尿管堵塞：感觉憋尿，但是没有尿液从尿管中流出，建议到医疗机构处置。

（4）漏尿：尿液自尿道口流出的现象，此种情况需要到医疗机构处置。

288. 造口患者手术后能不能同房？

造口患者身体恢复后就能够过正常的夫妻生活，造口对夫妻的性生活是一大问题。造口者担心对方嫌弃自己，而对方也会害怕弄伤造口或担心对造口有不良的影响而拒绝。所以，要给夫妻双方一个适应的过程。一般来说，性生活对造口没有任何影响，同房前可先将便袋内排泄物排空，换上干净的造口袋或迷你型造口袋，还可以在造口袋上套个花布袋，遮挡造口袋，保持好心情。

289. 手术后多久可以有性生活？

造口患者身体恢复后就能够过正常的夫妻生活，造口对夫妻的性生活是一大问题。造口者担心对方嫌弃自己，而对方也会害怕弄伤造口或担心对造口有不良的影响而拒绝。所以，要给夫妻双方一个适应的过程，互相关心，爱护，鼓励，让造口者尽快适应正常的生活。

290. 手术后性功能会受损吗？如果会受损还可以恢复吗？

实施造口手术的医生都会很好的保护盆腔神经，尤其是负责勃起和射精的神经。关于这些手术损伤的问题要询问主刀医生，他会告知您的性功能是否受损，是否能够恢复。

291. 携带 PICC（经外周静脉置入的中心静脉导管）侧肢体是动的越少越好吗？活动应注意哪些？

不是。患者置管侧上肢 24 小时内手臂不能过度用力，避免穿刺点出血，但应做适当手腕、手指活动运动，如握拳活动，以促进血液循环。若静脉条件较差或反复穿刺调节者，可在穿刺点上 10 厘米处湿热敷，每天 3~4 次，每次 20~30 分钟，后可用喜疗妥沿静脉走向涂抹，以促进热敷效果，减少机械性静脉炎的发生。48 小时后患者可以从事一般日常工作，如擦桌扫地、洗碗，洗菜等，但活动幅度应控制，置管侧手臂不宜做肩关节大幅度甩手运动、不宜游泳、不宜打乒乓和打网球、不宜做引体向上和托举哑铃等持重锻炼，避免置管手臂重体力活动。如平时喜欢打牌的患者，要留意穿刺侧的导管，是否有折损、折痕。

292. PICC 导管会断吗？如果在家断了怎么办？

目前临床使用的 PICC 导管多为医用高等级硅胶材料，其质地柔软，在日常要避免用剪刀等锋利的物品去触碰导管，避免牵拉导管，置导管侧手臂避免剧烈活动，一般导管不会断裂。如果因为特殊原因导管发生断裂，如果是断在身体外面，体外导管妥善固定，断的那头千万不要滑进去，注意不要让空气进到导管里，封闭好去医院。如果导管断端已经进入体内，千万不要剧烈运动，上臂处扎紧，避免导管越滑越深进入心脏，马上就医。

293. PICC 导管的日常如何维护？

PICC 置管术后应该 24 小时换药一次。如果应用透明敷料，之后每 7 天进行换药一次 。如果应用纱布类敷料，之后应每 2 天换药一次。换药可以避免感染的发生，因为要求无菌操作，所以建议去正规医院请专业护士换药，不建议患者在家由家属操作。日常病人需注意保持导管周围的清洁干燥，当发现贴膜有卷曲、松脱、贴膜下有汗液、穿刺点出血、红肿等情况，即使未到换药时间也应及时去医院换药。每 7 天更换正压接头、冲洗导管，可以避免发生导管堵塞，包括脉冲式冲管和正压封管，一般冲管用的无菌溶液为生理盐水，封管用的无菌溶液为生理盐水或肝素生理盐水。冲封导管都必须用 10 毫升以上注射器，小于 10 毫升注射器冲封导管时容易造成导管损伤或破裂。

294. 发现导管外露的长度比原来短了，要紧吗？应如何防止导管移动？

平时要注意保持导管贴膜固定良好，如有问题及时换药，条件许可的情况下可以选择导管固定辅助产品。还要注意避免牵拉导管，避免置管侧肢体激烈活动等。但由于手臂的活动，固定好的导管置入身体的长度有时也会有稍微的变化，患者就会发现导管外露的长度好像和刚开始不太一样，如果变化的长度不大，一般没有问题，患者可以等下次换药时携带 PICC 手册（里面记录有您的置管信息），换药护士阅读后，就能判断出导管是进入或是脱出身体的长度，然后做相应处理。

295. PICC 导管脱出怎么办？

（1）PICC 导管未完全脱出：脱出的部分是禁止再次送入静脉的，固定好后去医院就医，如果体内存留部分大于 35 厘米，可以做胸部 X 线片确认导管末端位置后继续使用，如果小于 30 厘米就需拔除或按照外周静脉输液处理。

（2）PICC 导管完全脱出：按压住穿刺点防止出血，携带脱出的 PICC 导管就医，请医护人员判断 PICC 导管是否完整。

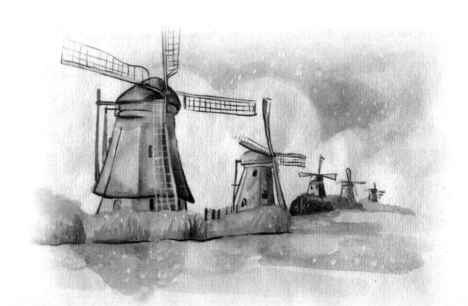

296. 可以用置入 PICC 侧手臂测血压吗？

不可以，以免压力过大损伤导管或造成导管堵塞。但如果您选用的是袖带和仪表都在腕部的一种电子血压计，可以测量 PICC 侧。

297. 携带 PICC 导管影响做 CT 及磁共振检查吗？

携带 PICC 导管不影响做 CT、磁共振检查。但是目前使用的导管一般都是非耐高压的 PICC，所以 PICC 导管不能用于高压注射泵推注造影剂，否则导管会因不能耐受高压而导致导管的损伤或破裂。

298. 患者出现置管侧上臂肿痛是什么原因？

（1）静脉炎：其中以机械性静脉炎最常见。常发生于置管后 1 周内，发生率为 21.6%～31.7%，主要由于导管与血管发生摩擦，血管内膜发生磨损，而导致机械性静脉炎。患者置管侧肢体肩部有不适感，上臂肿胀伴红肿，皮温较高，沿导管可有压痛。处理方法：抬高患肢，促进静脉回流，缓解症状，避免剧烈活动，可做手腕、手指运动来促进血液循环，如握拳活动；肿胀部位给以热敷每次 30 分钟，每天数次，热敷后肿胀部位使用如意金黄散、扶他林、喜疗妥等药物外敷；也可使用紫外线治疗仪：在 15 厘米的距离使用，第一天 5 秒，第二天 10 秒，第三天 15 秒，症状未完全缓解可重复，也可以预防性使用。一般几日内症状可缓解。

（2）血栓形成：可以通过 B 超来确认是否发生血栓。如发生血栓，不要急于拔管，以免血栓脱落。患者应卧床休息，抬高患肢超过心脏水平，局部热敷，避免血栓侧肢体用力及大幅度活动，遵医嘱使用抗凝剂或溶栓剂，如低分子肝素。

299. 患者出现置管侧手臂肿胀，没有疼痛感，是什么原因？

轻微的肿胀可能是由于血液回流不好引起，平时不要穿着衣袖过紧的衣服，置管侧要适当抬高手臂，睡眠时可将留置侧的手臂适当抬高，避免长时间压迫留置侧肢体，输液期间可做握拳运动，以增加静脉回流速度。可以测量肘横纹上 10 厘米处上臂臂围，如果在体重没有增长的前提下，比原来增粗了 2 厘米，需要警惕是否有血栓形成，请尽快就诊。医生可以通过 B 超来确认是否发生血栓。如发生血栓，不要急于拔管，以免血栓脱落。患者应卧床休息，抬高患肢超过心脏水平，局部热敷，避免血栓侧肢体用力及大幅度活动，遵医嘱使用抗凝剂或溶栓剂，如低分子肝素。

300. PICC 穿刺点有出血怎么办？

患者一般置完管后会被要求按压穿刺点 30 分钟，置管 24 小时内避免置管侧肢体大幅度活动，来预防出血，但有部分患者置管 7 天内（尤其是 24 小时内），穿刺点会有渗血，如果渗血量很少，不需要特殊处理，如渗血量较多，则需要换药，换药时可以在穿刺点上垫无菌纱球来压迫止血。如果反复多次，且出血量较大，需要查血小板计数及凝血功能，来确认患者的凝血机制是否正常。

301. PICC 贴膜处皮肤特别痒，还有红疹，是怎么回事？

当患者出现 PICC 贴膜处皮肤发痒、起红疹，是 PICC 置

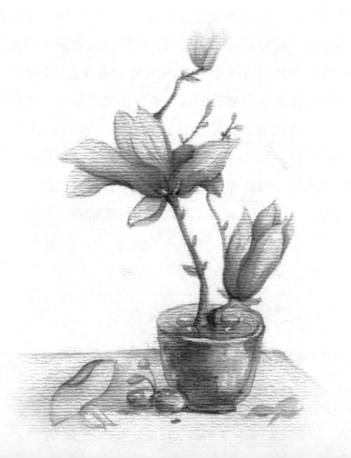

管、长期贴膜而致的过敏性皮炎，皮肤过敏反应是皮肤损伤的一种表现，严重时可引起皮肤破溃、渗液。如发生，不必过于紧张，勿用力抓挠或私自去除贴膜，以免加重皮肤损伤，造成感染或导管脱出。可轻抚皮肤减轻痒感，保持清洁干燥，尽快去医院就医，护士会根据患者情况，决定是否应用抗过敏药物或皮肤保护剂等，并会更换贴膜种类来缓解患者皮肤的过敏情况。

302. 患者发热，体温 38.5 摄氏度，是不是发生了感染？

患者突然出现不明原因的发热、寒战，又查不出其他的原因，应考虑导管血行感染，需要尽快就医，如医护人员也认为是导管相关性感染，这时应果断拔管，医护人员用无菌剪刀剪下导管前端 1~2 厘米做细菌培养，同时从对侧肢体抽取静脉血 8~10 毫升做血培养，为患者应用抗生素的选择提供依据。

303. 拔除 PICC 后，患者需要注意什么？

拔除导管后，护士会检查导管的完整性，以确认导管已经完全被拔除了。患者需要按护士要求按压穿刺点 15~20 分钟，以预防穿刺点出血，护士在穿刺点上贴的无菌辅料，患者可以于 24 小时后撕掉。导管拔出 48 小时消失后，穿刺处可以接触水，但要注意避免用力揉搓。

304. 什么是 CVC（中心静脉导管）？

中心静脉导管简称 CVC，是将导管经颈部皮肤穿刺进入中心静脉，主要穿刺部位有颈内静脉、锁骨下静脉、锁骨上静脉，导管尖端到达上腔静脉。导管末端固定在前胸位置。股静脉置管的穿刺点在大腿根部，将导管尖端插入到下腔静脉并保留。但是目前股静脉置管不是常用部位。

305. CVC 多长时间换一次药？

CVC 为中短期导管，因为此导管的长度和 PICC 导管相比要短一些，容易发生脱管现象。此导管又是末端开口式导管，容易发生堵管现象。在化疗间歇期要按时到医疗机构进行导管换药、导管冲洗，常规要求每周更换敷料 2 次，输液接头每周更换 1 次。患者及家属也应该随时观察导管有无回血现象、固定导管的贴膜是否松动、卷边和贴膜内有无水气。如有以上问题发生应该及时回医院进行专业维护导管并更换敷料。非医务人员禁止更换敷料。

306. 携带锁穿管回家的注意事项有哪些？

（1）出现高热（体温超过 38℃）、寒战、发汗；穿刺点红、肿、热、痛，有脓性渗出物，提示可能出现了与导管相关的感染问题，需立即就医。

（2）感觉胸闷、气短或胸痛，提示可能导管出现问题，如导管破裂或移位。需要引起重视，请立即到附近医院就医。

（3）置入侧颈部或手臂肿胀、疼痛，提示可能有血栓形成，需尽快就医。

出现一些突发问题的处理方法：

（1）穿刺处出血：如只是少量出血，不必惊慌，可轻按穿刺点至不再出血，及时更换贴膜。

（2）输液正压接头松脱：如果锁穿管的输液正压接头松脱，请立即将导管打折，以防血液流出或气体进入体内，消毒后更换新接头。

（3）体外导管破损：立即在导管断裂处将导管打折并用胶带固定；若导管破损发生在穿刺处，请小心地将导管向体外拔出 3~5 厘米并将导管折叠，用胶带固定，立即去医院处理。不要使用小于 10 毫升的注射器冲洗导管；冲洗导管遇到阻力时切勿强行继续操作；任何时候都避免在导管附近使用剪刀或尖锐物品。

（4）不小心将导管拔除：按压穿刺点止血，携带导管及时就医，检查导管是否完整。

（5）如出现贴膜或碘伏过敏，可调换其他不过敏的溶液或敷料，以保证穿刺部位皮肤完整。

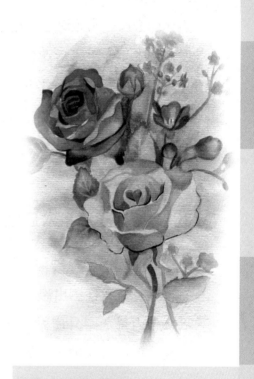

六、日常生活与复查篇

307. 结直肠手术后多长时间开始复查？

结肠癌即使手术很顺利，术后复查也是不能忽视的。其复发病例的80%~90%均发生在手术后2~3年内，仅有大约2%的复发病例发生在手术后5年以后。建议在结肠癌术后的2年内3个月复查1次，以后每半年复查1次（或根据您的手术医生的建议决定）。只有这样才能尽快发现结肠癌的复发，及时予以治疗。

308. 结直肠癌手术后复查的时候都需要做哪些检查？

（1）CEA（血肿瘤指标）检查：CEA检查一种无创检查，它可通过血液检测出患者术后体内癌细胞发展变化情况。患者术后2年内每3个月应做一次CEA检查，3~5年内每6个月检查一次。但患者在进行醛氢叶酸化疗时不能做此检查，因为，使用醛氢叶酸引起CEA水平升高而被误导。但对于直肠癌肺转移和肝转移时，通常不会引起CEA水平升高。

（2）CT检查：对于具有高危因素的患者，术后一年采用CT检查是非常必要的，它发现的复发转移病例优于通过症状发现的转移病例。同时，患者在术后3年内应每年进行一次胸腹和盆腔CT检查，因为大部分病灶的复发转移发生于腹腔内，而可切除的复发转移却多位于胸部。

（3）内镜检查：是结直肠癌术后随诊的一种行之有效的方

法，如果患者术后第一次肠镜检查已完全看清了结肠的情况，其下次结肠镜检查可在第 3 年进行，如果患者一切正常，可每 5 年做一次检查。但对于未进行盆腔放疗的直肠癌患者，术后每 6 个月要做一次直肠乙状结肠镜检查，这样有助于对局部复发病灶的发现。

309. 结直肠癌手术后多久就可以不用再复查了？

结直肠癌是一种恶性肿瘤，术后有一定的概率会出现转移或复发，结直肠手术复发病例的 80%~90% 均发生在手术后 2~3 年内，仅有大约 2% 的复发病例发生在手术后 5 年以后。这种可能性取决于很多因素，例如肿瘤的分期、后续的治疗、患者的身体情况等。一般来讲，随着时间的推移，肿瘤出现复发或转移的可能性将逐渐缩小，但不存在一个绝对安全的期限。因此结直肠癌病人术后需终生定期进行复查，即使 5 年之后，每年一次的复查也是非常有必要的。

310. 复查时间可以适当提前或者后延吗？不到复查时间出现不适症状怎么办？

我们推荐的复查时间并不是死板的，可以根据情况适当的提前或延后，但不应该因为怕麻烦而不去进行复查。因为如果出现肿瘤的转移或复发，如果能够及时地发现，进行积极的处理，通常有较多的治疗方式可供选择，也通常能取得较好的治疗效果。

但如果长时间不进行复查，等疾病进展了，等身体出现了明显的不适症状后才发现，往往很多治疗手段都无能为力了，治疗效果也可想而知了。

311. 结直肠癌手术后会复发吗？

结直肠癌是常见恶性肿瘤之一，无论肿瘤的早晚，均有一定的概率出现转移或复发。一般来讲，肿瘤的分期越早，概率就越小。虽然随着时间的推移，再出现转移或复发的可能性会越小，甚至有人认为超过 5 年没有出现转移或复发，肿瘤可以认为是治愈。

312. 复查多长时间没有复发就说明痊愈了？

从严格意义来讲，对于结直肠癌这些恶性肿瘤，没有绝对治愈的概念，因为其都有一定的概率出现转移或复发。一般来讲，肿瘤的分期越早，概率就越小。虽然随着时间的推移，再出现转移或复发的可能性会越小，甚至有人认为超过 5 年没有出现转移或复发，肿瘤可以认为治愈了，但在临床中也有不少 5 年之后再出现转移或复发的病例。因此，术后的定期复查非常重要。

313. 手术后做了化疗/放疗，复查时间要改变吗？

一般术后化疗/放疗都需要几个月的时间。在此期间，可能需要进行一些检查。但因为治疗还没有结束，您在什么时候需要做什么检查，还应该由负责给您治疗的化疗科/放疗科医生来决定。等所有的治疗都结束后，您再按照前文中提到的复查周期（术后 2 年之内每 3 个月复查一次，术后 2~5 年每 6 个月复查一次，术后 5 年之后每 1 年复查一次）来进行复查。

314. 可以选择医院复查吗？

结直肠癌术后的复查非常重要，可以对一些转移或复发的情况进行早期发现，早期处理。因此，病人术后需要定期复查。如果条件允许，要尽可能到首次治疗的医院复查，因为医生对治疗情况会比较了解，同时术前的一些影像资料也保存在此医院，便于手术前后检查资料的对比，明确病情。如果因为时间、人力等客观条件无法到首次治疗的医院复查，建议去其他诊治水平较高的三甲医院进行复查，并保留相应的检查结果，以便此后进行对比。

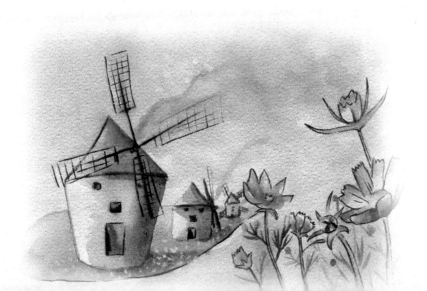

315. 患者没有完成化疗周期，应该什么时候复查？

在化疗进行期间，患者的所有治疗和检查都应该听从化疗医生的建议。等全部化疗周期完成之后，再按照前文中提到的复查周期（术后 2 年之内每 3 个月复查一次，术后 2~5 年每 6 个月复查一次，术后 5 年之后每 1 年复查一次）进行复查。

316. 手术后复发时会有什么症状？

（1）疼痛：疼痛为结肠癌术后复发最常见的初期症状，结肠癌术后复发时患者常有会阴部下坠、骶部疼痛并放射至下肢。

（2）肿块：结肠癌术后复发的患者，可在会阴部皮下扪及结节状肿块，质地较硬，且可出现压痛。

（3）大便习惯改变及便血等：结肠癌术后复发的患者可伴有便血或排便习惯的改变等。

（4）泌尿系症状：结肠癌术后复发的患者由于癌细胞侵犯输尿管、膀胱等，严重者可出现相应的泌尿系统结肠癌复发症状等。

317. 患者排便位置改变后很不习惯，怎样适应？

疾病的治疗需要尊重科学，排便的位置是由医生和造口治疗师共同选择的，便于患者自我护理，便于造口产品的使用，便于患者观察造口情况，尊重患者的生活习惯。刚开始不习惯是由于造口护理操作不熟悉，熟练掌握这项技术后就会习惯造口的存在了。

318. 患者难以接受腹壁造口排便，该如何调试？

造口是治疗疾病后留下的遗憾，慢慢接受它。造口排便可以选择不透明的造口袋来使用，这样就看不到大便。还可以在造口袋的外面套上一个美丽图案的布套，这样感官会更舒适。

319. 有造口后穿戴应注意什么？

有造口后一般穿脱衣服不受影响，只要裤子不紧勒造口、影响其血液循环就可以穿。尽量选择柔软质地的衣物，避免摩擦造口黏膜。

320. 有造口疝后形体不美观，如何应对？

造口疝是造口远期并发症之一，需要咨询专业医生是否需要治疗。如果暂时不用医治的，可以穿宽松、肥大的服装，起到遮挡作用。患者要从心里接受造口的事实，另外造口也是身体的一部分，必须爱护它，保护它，把它形容成盛开的玫瑰花，娇嫩，灿烂！

321. 患者对造口产生厌恶感怎么办？

家庭、亲人的关爱和接纳对造口患者极其重要，尽快帮助患者自己掌握造口的日常护理，如：更换造口袋、沐浴、工作、旅游指导，使他们尽快回归社会，恢复做人尊严。如果还有一些造口患者感到，不能控制排气、排便的问题是一件令自己烦恼不堪和不可超越的事。对于造口袋发出的声音、排气及渗漏等的担心、焦虑，时刻提醒患者有造口的存在，患者对造口及自己感到厌恶，有的甚至导致情感和社交上的孤立。乙状结肠造口患者可以尝试进行造口灌洗术，这项技术应该由造口护士指导，熟练掌握后进行。需要考虑是否有家庭护士和亲属的帮助。

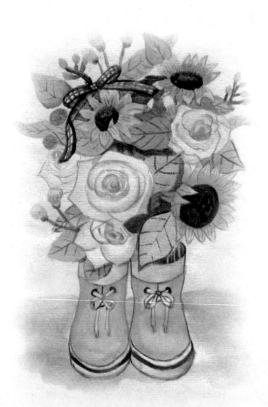

322. 担心造口袋气味、造口袋膨胀被他人发现嫌弃怎么办？

造口袋充气是正常的肠道排气的现象，建议使用带过滤片的造口袋，过滤片有排气除味的功效，这样造口袋就不会胀鼓了。另外，少吃产气食品，如：洋葱、土豆、豆类食物等。还可以穿宽大一些的衣服，都能起到很好的避免被发现的作用。

323. 夏天衣服薄，外出活动受限怎么应对？

夏天外出可以选择深色、不透明、稍宽大的衣服，这样造口不易被发现。另外，带上足够的造口用品，以免出汗多、更换频繁。

324. 无独立卫生间使用时，造口会遭受他人异样眼光，心理如何承受？

造口不是疾病，不要在意他人的看法。可以根据自己的情况选择合适的造口袋，如：容量大的，二件式的闭口袋，减少在外更换的机会。选择方便更换造口袋的方式，外出时排空造口袋，造口用品携带齐全，将底盘修剪好备用。相信大家都会帮助造口人共渡难关。

325. 购物试衣服不方便，担心粪便会把衣服弄脏怎么办？

外出购物是愉快的事情。如果要购买服装，造口患者提前换好干净的造口袋，试穿新衣前检查造口袋完好。贴身穿一件贴身薄内衣，可以将造口袋遮住，又不影响试穿新衣的大小。

326. 患者和家属认为有肠造口无法再去工作，怎样走出阴影？

首先要评估患者的工作条件和环境，如果是需要搬运重物的工作建议放弃或更换，可以更换轻体力工作。肠造口不是疾病，当原有疾病痊愈后，患者就能够回到原来的工作岗位，不要因为有造口就认为疾病没有治好，造口只是治疗疾病留下的无奈，不影响原有生活。手术后患者和家属积极学习造口护理技巧，并能自由运用就能很好地去工作。

327. 有肠造口后担心家人、朋友、同事嫌弃如何应对？

造口患者家人、朋友、同事了解其患病过程和治疗经过，一般能接受造口的事实。患者积极学习造口护理知识，正确选择造口袋系列，使其具备能有效保护造口周围皮肤，有效控制异味外溢，最大程度减少外漏和疼痛等特点。独立掌握更换造口袋的流程和方法。经常与朋友，同事交谈聊天，获得理解和支持。

328. 有了肠造口后总是感觉有臭味，是不是产生了幻觉？

首先检查造口袋是否渗漏，再检查造口袋是否清洁，还要检查衣服是否干净。如果都是完好，就要说服自己接受造口的存在。是否产生幻觉需要咨询心理医生。

329. 造口术后总是感觉没有自尊，和别人不一样了，如何度过这个阶段？

造口不是疾病，当原有疾病痊愈后患者就能够回到原有生活，不要因为有造口就认为疾病没有治好，造口只是治疗疾病留下的无奈。患者应该试着去敞开心扉，首先从与伴侣、亲人、朋友倾谈开始，对亲朋好友说出心中的希望与恐惧，这种沟通能够获得理解与支持，回归到家庭爱的怀抱中。患者应该主动走进社会，参加一些团体活动，如病友俱乐部、兴趣爱好俱乐部等，抗癌乐园的活动、与病友间的沟通与交流、丰富的文体活动等，这些社会支持都会减少孤独与恐惧感。再加上进行自我心理调节，患者就可以逐步回归到正常的生活中去，并且拥有积极、向上、乐观的生活态度。

附录：肿瘤患者谈抗癌

生命——在挫折和磨难中崛起

孙桂兰

生命和癌症纠缠

那是 1995 年 8 月，我在洗澡时发现右乳下有一肿块，医生让马上住院手术治疗。我清楚地记得，那天他从医生办公室出来，他的眼睛红红的，像是刚哭过的样子。我问他医生怎么说？我的爱人不回答，眼泪却哗哗地流下来。当时我就全明白了，担心、恐惧的结果被证实了。随后做了右乳全切手术，病理切片是髓样癌，腋下淋巴转移 7/8，属中晚期。髓样癌是由低分化瘤细胞组成的边界清晰的一种乳腺癌，是一种特殊类型的浸润性乳腺癌，这种癌症在所有乳腺癌中只占 5%～7%。医生说这种癌症的早期症状常不明显，很多患者就诊时肿块已较大。

得知这样的结果，犹如晴天霹雳，我轰的一下昏了过去。茶不思，饭不想，整天以泪洗面，不管做什么、想什么都和死联系在一起。由于此前不久，家里的两位老人因肺癌先后去世，我深知癌症的可怕，可怎么也没想到，我的生命会和"癌"纠缠在一起。委屈、绝望使我在病床上号啕大哭，感叹自己的不幸，一时恐惧、焦虑、悲观的情绪像一座大山压得我喘不过气来。

接下来的大剂量化疗让我苦不堪言，化疗产生的不良反应使我面目全非，满头的长发一根不剩，严重的呕吐使我水米不能进，身体极度虚弱，走路都需要人搀扶，白细胞也只有1000（10×10^9/L）多，打升白针都不管用。确定4个疗程的化疗，我连一个疗程也没坚持下来。当时情绪糟糕到了极点，我在想命运对我怎么这样的不公平，"我这么严格要求自己，怎么老天还不长眼，还让我得病。"我把自己包裹起来，谢绝了所有人的探望，不愿让人看到自己得病的样子，情绪极度低沉。从前，即使发烧也强撑精神抖擞，此时我依然不服输，这背后的隐语则是无视身体真实的反应。"病就像一个保护伞，使患者不去正视心理问题。看起来很坚强，实际上是用外在的壳把内心包得严严实实，不愿暴露脆弱的一面"。难道我的生命就此了结，就如此短暂？

但是，内心的真实感受还是会在独处时跳出来。早晨人们匆忙上班，我在窗前站着看着，体会到从未有过的力不从心。

在治疗的第一年里，我的身体垮了，化疗做不下去，白细胞到了1000的时候，血红蛋白只有七八克（70~80克/升）。当时心里有种生不如死的感觉，太难受了、太痛苦了，尤其是化疗，那种难受让我恨不得从楼上跳下去。

我只好住进中医院。住院不久，也就是1996年7月，我的骶骨经常疼痛，经放射性核素扫描、X线及CT检查，确诊右乳腺癌骨转移，人生的不幸又一次降临到我的身上。当时医生们断言：我的生存期也就半年。生命真是危在旦夕。我的精神状态简直崩溃，我爱人40多岁的汉子也整日以泪洗面，似乎世界末日到了。

曾经，我习以为常女儿、妻子、母亲、同事、朋友各种身份，默默承受来自工作、生活的压力，从没想过有一天自己的名片会被病历替代，职务变为"病人"。面对人生的变故，精神即将崩溃的同时也激发了我求生的欲望，我反而安慰整日以泪洗面的丈夫要坚强、要坚持。想着丈夫一天到晚为自己着急、担忧而日渐消瘦的模样，看着儿子渴望母亲活下去的眼神，我下决心一定要活下去，一定要和癌症斗争到底。

但生命将走向何方？我并不清楚。转机发生在抗癌乐园，那个充满健康快乐的癌症病人的组织里。

走出阴霾，与癌共舞

来到抗癌乐园，这里和医院一样聚集着众多癌症患者，令我惊讶的是，很多患者比我还严重都活下来了！走出阴郁灰暗的自我世界，我看到得了癌症还能活得那么积极向上，那么豁达乐观。当时一下把我感染了！他们那种精神面貌、乐观的心态对我震动太大了！人家活得真轻松、真潇洒！我突然发现人还可以这样活。

触动之后，我开始回忆思考自己生病的前前后后，从前的我活得太累、太较劲，太计较得失。在单位，我卖力地工作，不长级心里不平衡，长到一级半才安心。有时候发烧了，到了单位就假装没生病，让人觉得我总是精神饱满。身体不舒服，也不能让大家看到我懒洋洋的样子。那时候的心态是不自然的发展。

抗癌乐园的老师们用自己的亲身经历、用集体与癌魔斗争的事迹、用癌友们一个个战胜癌症的事例，帮我走出了精神的低谷。乐园的领导还语重心长地对我说："要相信科学，接受现实，调整心态。每一个人得知自己患了很重的癌症，都会有悲伤、恐惧和绝望，但要尽快改变心态，振作起来，采用中西医结合的治疗方法，还有一点很重要，就是要刻苦练习抗癌健身法。郭林老师创编的抗癌健身法是被很多癌症患者采纳的最好的体能锻炼方法。把中医、西医和气功三者结合起来，大多数人都可以活，可以活得很好！"抗癌乐园老师们的真诚帮助和鼓励，癌友们乐观拼搏的精神都深深地震撼了我的心灵。

"40岁该有的竞争压力我没有了，孩子学习我不用操心了，提前享受退休生活，无忧无虑。我这么想把一切都放下了，开心了，自在了。"如果按照生病前的思维，我肯定体会不到这么美好的病后生活。

"40岁提前享受70岁人的待遇。"这是我对当时生活的概括。每天晚上9点左右睡觉，早上6点起来进公园练习抗癌健身法，12点回家先生已经把菜买好饭做好。下午3点再去公园，5点回家。我不再凄凄哀哀，而是静下心来将所有精力放在治病、吃药、练功上。在北京龙潭湖公园的双亭桥练功，桥下是碧波湖水，湖边柳树掩映，静心练功，我体会到从未有过的充实、开心。

整整5年，在北京龙潭湖公园的湖畔，我顽强刻苦地习练抗癌健身法，不论刮风下雨、酷暑严寒从不间断。记不清有多少个寒冷的早晨，厚厚的白雪覆盖着整个公园，我冒着刺骨的寒风，踏着厚厚的积雪，一步一个脚印的习练着，前进着，那雪上轻轻的脚印，就仿佛是我生命的足迹，永不停歇的前进。

至今，我已经和癌症抗争较量了 20 年。在这场斗争中，我过多地品尝了人生的酸甜苦辣，亲身体会到患了癌症后的恐惧和绝望，体会到克服和战胜癌魔的愉悦和欢快。在和癌症的抗争中，自己不但克服了癌症给自己带来的恐惧和痛苦，也使自己的思想感情得到了升华。

回馈社会，蝶变新生

在大家眼中，抗癌明星们是一群飞过荆棘的美丽蝴蝶，蝴蝶在穿过荆棘的途中，有的被困难吓退了，最终被疾病夺去了生命；有的成功穿过了荆棘，成为最美的蝴蝶，让癌细胞在他们的生命面前望而却步。

癌症在普通人眼中意味着死亡，但对于我则意味着重生。漫长的抗癌经历，让我深深地感到精神不倒的强大威力。生命总是在挫折和磨难中崛起，意志总是在残酷和无情中坚强。我要用自己的亲身体会和微薄之力回报社会，帮助在迷茫徘徊的癌友们克服心理障碍，树立与癌斗争的必胜的信心和勇气。

我探访病友，鼓励他们树立治下去的勇气，从容面对人生，要有良好心态。我常对癌友讲"精神不垮，阎王对你没办法；精神垮了，神仙也没有救你的好办法。"使他们学会了用笑脸迎对厄运，用勇气战胜不幸。有位癌友感动地把我称为"引上抗癌之路的启蒙老师"。如今北京抗癌乐园的癌友生存超过 5 年的已达 80%。

2000 年，我所在的龙潭湖公园来了一位名叫黑屹的病友，她患的是弥漫型非霍奇金淋巴癌，已全身扩散，骨骼从头到脚几十处受侵，双肾、双乳也受侵，万念俱灰，没有勇气活下去了！当时，我也为她着急，及时地安慰她，帮助她，用自己抗癌的亲身体会告诉她癌症≠死亡；用抗癌乐园病友的事例鼓励她走出精神上的低谷，帮她树立起和癌症斗争的勇气和力量，并多次去她家看望她。癌症患者之间的交流是坦诚的，是亲切的，有时比亲人和医生的力量还大。从此，她的情绪变了，走出医院，走进抗癌乐园，从容面对人生，学会了用笑脸迎接厄运，用勇气战胜不幸。自己康复了，还要帮助他人康复，这是我们抗癌乐园的一项基本要求。

通过20年和癌症抗争，我深切体会到"癌症≠死亡"这句名言不是标语口号，而是一种科学的态度和对癌症的认知。人，不论是什么人，得了病都会死的，因病死亡是自然规律，但是有一点，我们不能让病吓死。癌症是可怕的，但是得了癌症精神垮了更可怕。我认为癌症在治疗和康复过程中，最关键的一条就是要有健康的心理。患了癌症，恐惧、悲观、绝望是人之常情，但不能总在焦虑、恐惧中度过，要敢于面对现实，寻找最佳的抗癌方法。我们北京抗癌乐园所主张的"以健康的精神为统帅，以自我心理调节为先导，首选西医，结合中医，坚持抗癌健身法锻炼，讲究饮食疗法，注意生活调理"的抗癌模式，已成为当今人类战胜癌症的最佳选择。北京抗癌乐园所提倡的"自强不息，自娱自乐，自救互助"的三自精神，已经鼓舞海内外众多癌友找回欢乐、找回健康，成为一种永恒的力量。

坚持康复"五诀" 乐观拼搏抗癌

岳鹤群

我今年 80 岁，1993 年 12 月诊断为直肠癌，1994 年 1 月做了根治手术。术后至今一直坚持康复"五诀"，现身体很好。

正确对待，情绪乐观

我原是市卫生局一名领导干部，当得知身患癌症后，同样也产生过恐惧、紧张、焦虑、悲观的复杂心理，心神不定，寝食不安，抱怨自己带病工作辛苦一辈子，"文革"中又遭长期迫害，退休了应该享受幸福晚年的时候，灾难偏偏降到自己头上，觉得太不公平，整日猜测自己还能活多久，因为癌症毕竟是当今威胁人类健康和生命的第一杀手。后来一想，这样下去不是办法，应该面对现实，很快调整了心态，及时地从愁闷中解脱出来，相信现代医学是不断发展，人类在不久将来有可能战胜癌症，特别是当前癌症基因研究已取得重大进展，癌症已有机会获得治愈，目前也有不少战胜癌症的治疗方法，如手术、化疗、放疗、中西医结合治疗。现实生活中也有不少患者通过综合康复治疗病情稳定，生活充实，情绪乐观，坚持工作，他们是生活中真正的强者，有的已生存了一二十年。从我自己来说也具有一些有利条件，如退休后没有工作压力，医疗、家庭环境尚好，只要坚定信心，坚持抗癌的毅力与恒心，听从医生指导，情绪乐观，积极治疗，平衡饮食，适度运动，就一定能取得好的治疗效果，早日康复不是不可能的。

从此，我保持轻松的心境，精神愉快，心态平衡，豁达开朗，善于自乐。在家种植花草，入校学习诗词，外出旅游，访亲问友，陶冶情操，遇事不怒，知足常乐，从不与人比高低，使自己的免疫功能尽快得到正常发挥。1998～2000年我还应聘参加地区行风建设评议工作，深入基层，调查研究，并获得优秀行风评议员的称号。实践使我认识到心理健康是身体健康的基础，良好的心理状态是抗癌康复的关键，而良好的心理是要靠自己的心灵深处的不断转化。

合理膳食，素食为主

有关资料显示，1/3 的癌症与饮食有关。过去我饮食不正常，爱吃腊味、腌菜和肉、甜食，不爱吃蔬菜，基本上是"三高一低"（高热量、高脂肪、高蛋白、低纤维素）的饮食结构，经常便秘，这是我后来患冠心病与直肠癌的主要原因之一。经医生指导，在老伴的具体操作下，采用中国科学院食品营养研究所"金字塔"的食物结构，即塔底主要是各种谷物，如面食、大米、玉米、小米、荞麦、红薯等，塔的中部是蔬菜水果，塔的上部是肉类、家禽、水产、蛋类、奶制品，塔尖是脂肪、食糖来配制饮食。

癌症术后康复期，根据医生意见，在上述基础上又做了一些具体调整，坚持早餐吃好（牛奶半斤、鸡蛋1个、面包或包子

1~2个）；中晚餐适度（七八分饱），主食（以大米为主，粗细杂粮搭配）4~6两，肉类（猪、羊、牛、兔、瘦肉或鸡鸭或鱼虾）2~3两，蔬菜（随季节市场变化，红、黄、绿、白、黑搭配，如西红柿、胡萝卜、南瓜、卷心菜、西兰花、青菜、豆类、白萝卜、木耳、紫菜、菇类等）0.5~1斤，水果半斤左右，脂肪（以植物油为主，搭配少许动物油）少许。改变过去偏食习惯，也不忌口。但熏、烤、炸、腌、腊、过夜菜、霉变食品坚决不吃，因为这些食品均含有各种不同的致癌物质。为控制食糖基本不吃零食。每天饮水1000毫升以上。执行上述饮食结构，我不但能保持足够的营养，控制自身各种慢性病的发展，血液检查如甘油三酯、总胆固醇等4项以及血液流变学检查，基本属正常范围，而且能每天保持大便通畅，体重始终维持在60公斤左右，符合自己理想的体重。

适度运动，持之以恒

生命在于运动，锻炼可提高自身免疫功能，而且是容易取得效果且经济方便的方法。但如何根据实际情况选择符合自己的运动方式，我则经历了一番探索。17年来，我练过一些健身气功，爬山、散步、盘球、练中老年医疗保健操，均收到了一定效果。随着自己年龄的增长，对运动项目也做了一些调整，要求运动适度，不超负荷。早晨我坚持爬山，在山上做医疗保健操共约一个半小时，晚上沿江散步2公里，除暴风骤雨外，基本能坚持，睡前按摩脚底，上床做腹部按摩。

从运动中我深切体会到必须要有坚强的毅力和意志才能持之

以恒，动作一定要规范到位才能收到良好效果。

平时我也较为注意生活规律，自我保健。按时作息，坚持午睡。上午适当阅读书报，下午参加一些文化娱乐活动，少去环境污染的场所，多去空气新鲜、环境幽雅、绿树成荫的地方。勤洗澡、勤更衣、勤剪指甲、勤开窗换气，预防感冒，吞咽唾液，适度饮绿茶。从不抽烟、不喝白酒。对"七情六欲"喜怒哀乐悲恐惊能自我控制，平静对待。

家庭关爱，组织关怀

我和老伴结婚56年，风雨同舟，休戚与共，坎坷一生。她为我辛劳一辈子，本想退休后共度一个幸福晚年，不料我患了直肠癌，使我们又一次经受了严峻的考验。我3次手术（其中1次是前列腺电切汽化手术并发大出血），除医护人员精心医治外，老伴则用她真挚的爱心，精心照顾，一次次伴随在我的床边，日夜守护在我的身旁，为我擦身，侍候大小便，想我所想，急我所急，以我痛而苦，以我乐而乐。在病房中，不但安排我听音乐、看电视，分散我的注意力，而且根据医嘱为我跑市场配制营养餐，甚至累得病倒也无一句怨言。儿子也日夜轮班守护。在整个治疗康复中，老伴始终是我坚强的精神支柱、得力的营养调剂师、至尊至圣的守护神。她安慰我、鼓励我，在我面前总是谈笑风生，讲知心话，帮我解除心理压力。经常翻阅书籍报刊、看电视，寻觅治疗康复信息，配制抗癌膳食，不因我患癌症增加家庭负担、消耗她的精力而感到烦恼而不快，而是更加宽容体贴和关心，使我真正体会到"疾风知劲草，患难见真情"的真实内涵。

在我手术和康复的过程中，市委、市政府、人大、政协的领导同志在百忙中前来探望，卫生局、医院的领导和医护人员给了我很大帮助和照顾。家庭的关爱，组织的关怀，亲朋的关心，子女的孝顺，我都受到莫大的鼓舞与安慰，"风雨人生路，处处有亲人"，使我更有信心和毅力与癌魔做斗争。

定期复查，预防复发

定期复查是综合治疗的继续，也是科学评价治疗效果的重要方法。因为癌症的治疗效果是用年生存率来评价的。我做根治手术3个月后开始复查，一年做三四次复查，检查项目包括血常规、肺部X线片、肝功能、血清癌胚抗原（CEA）定性定量、B超、(肝、胆、脾、肾、腹主动脉淋巴结)、纤维结肠镜。3年后每半年检查1次，5年后每年检查1次，坚持至今。每次检查结果基本正常，未发现转移复发。由于我白细胞偏低、体质差，从第二年起停止化疗，坚持服中药调养，采用活血化瘀、软坚散结、补气补血、扶正去邪等方法辨证施治和注射人胚胎素、干扰素，以增强免疫功能。同时在医生指导下，有针对性的服用一些保健品，如西洋参、红参、灵芝、蜂王浆冻干粉、冬虫夏草、蛋白质粉、天然B族维生素等。

总之，一定要遵照医嘱定期复查，不要嫌麻烦、怕痛苦或认为没有发觉症状而疏忽大意，这样很容易贻误治疗而遭不测，最后悔之晚矣。

由于我坚持上述康复做法，十几年来精神愉快，饮食正常，癌症得到基本康复，健康状况有了很大进步。2001年11月，我参加市癌症康复协会，成为一名癌症康复工作志愿者，作为群体抗癌的一员，与癌友们聚会"话疗"，相互交流康复经验，心情舒畅，其乐无穷。2002 年 4 月原河池地区癌症康复协会授予我"抗癌勇士"光荣称号。我决心与全市癌友一道，为癌症康复事业献出自己的爱心。

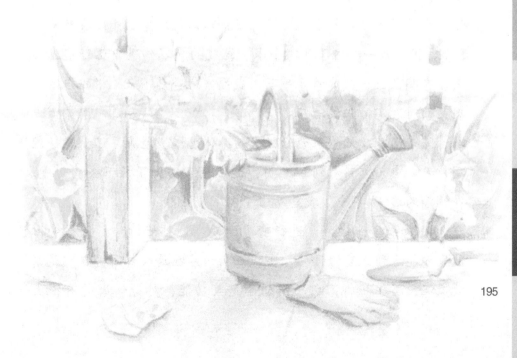

保持一个好心态

田守光

我们常说抗癌，与癌症做斗争。人得了癌症，就觉得走上了绝路，致使很多原本可以康复的患者，却因此走上了一条令人十分心痛的不归路，过早地离开了他们十分不愿意离开的亲人。

我今年66岁。32年前，我被诊断为喉癌。这些年的抗癌经历告诉我，癌症患者最重要的是保持一个好心态。

当时，我听说是喉癌的诊断，真的有如晴天霹雳。心一下就死了，或死了一大半，心死，精神就垮了。我在绝望与无助之下，做了全喉切除手术。全喉切除，就证明我今后再也不能说话了。我乱了方寸，紧张、害怕，不知以后的路怎么走。在短短的5个月里，我一共做了3次手术，绝望的我不知道自己还能活几天。在病区医护人员的开导下，我慢慢地冷静下来，根据自身情况，面对现实，积极治疗。

随着治疗效果越来越好，我的身体也慢慢地康复了，我从绝望、无助中又重新看到了光明，这使我又增加了活下去的勇气。在抗癌的这32年中，我总结出了以下几点：

1. 加强体能锻炼，进行有氧运动。调整好情绪，保持身心健康才能达到康复的目的。实践证明，癌症病人共同特点就是情绪低沉，思想压抑，从而削弱了免疫功能，对身体康复有很大影响。

2. 改变以前不好的生活习惯和饮食习惯。我常常问自己，在同样的环境下，别人不生病，我为什么患上重病？老天为什么对我这么不公平。后来我认真思考，这与我不良生活习惯也有很大关系。于是，我开始保持规律的生活，养成早睡早起的习惯，坚持适当的体育运动，做些力所能及的工作。饮食上，我本着过去爱吃的少吃些，多吃青菜、水果，不偏食，主食以杂粮为主。

3. 美满和谐家庭，也是战胜癌症的重要条件。我的妻子持家有道，后院平静、无事，我不受任何干扰，全身心投入治疗、康复，心情舒畅。平时自己也适当做些家务，既帮了妻子也锻炼了身体，增加了活下去的动力。可能是劫后重生的原因，现在我感觉自己是世界上最幸福的人。

在术后的康复期间，我参加了医院举办的无喉患者食管发音班，学会了用食管发音。能够重新开始说话，与人正常交流，这对我来讲是天大的事，这给了我重新回归社会的巨大的信心和勇气。

自此，我积极参加单位、社会组织的活动，帮助和我一样的病友，开导那些有不安情绪、恐惧心理的患者，进行沟通，清除顾虑，使他们相信"癌症不等于死亡"。鼓励癌友，珍惜生命，热爱生活，增强信心，战胜癌魔。重新回归社会。在这32年抗癌过程中，我有成功的经验，也有失败的教训。在此期间，我看到有不少癌症患者活下来，但更有很多的患者早早地离开了我们，永远地离开了我们。我苦苦阅读了很多有关方面的报章杂志，潜心学习了不少古今中外有关抗癌和养生方面的书籍，进行长时间深入细致的思索，用我所学到的知识去帮助别人。我还协助北京市、天津市、山西省、大连市、安徽省和浙江省等地医院办无喉患者食管发音班，使更多病友能重新讲话。

最后，我要谢谢为我治病的医务工作者，有了他们才有了我活下去的信念。我觉得有句话来形容他们再恰当不过了：爱在左，同情在右，走在生命路的两旁，随时播种，随时开花，将这一径长途点缀的花香弥漫，使得穿枝拂叶的人踏着荆棘不觉得痛苦，有泪可落却不觉悲凉。